誰も教えてくれなかった

くすりの始め方・やめ方

―ガイドラインと文献と臨床知に学ぶ―

著 石原 藤樹 北品川藤クリニック院長

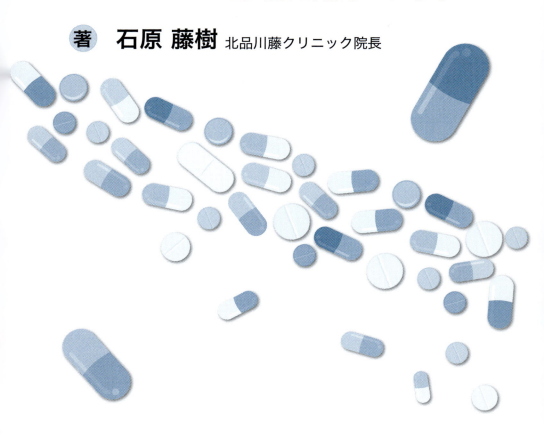

総合医学社

はじめに

　内科医にとって，薬をどのように使うのかということは，もっとも基本であり，そして生命線でもあります．

　血圧の薬や糖尿病の薬など，誰にでも出せると考えている人は，一般の方のみならず，看護師や介護士などの医療者にも多く存在しています．薬剤師は薬のプロとしての自覚をもち，情報収集にも非常に熱心な方が多く，そうした人は医者の不勉強を密かに（時には公然と）馬鹿にしているのが現実です．そして時には他科の医者も，「薬しか出さない」内科医を馬鹿にしています．

　患者との関係もこんな時代ですから，なかなか難しい面があります．

　私が臨床の手ほどきを受けた1990年代の始め頃には，まだ医者の処方には大きな裁量が認められていて，必ずしも添付文書通りの処方でなくても，それが問題となることはありませんでした．一般の方が入手できる医療情報も，非常に限定されていましたから，治療指針や添付文書通りの処方でなくても，それで非難されるというようなこともありませんでした．

　しかし，時代は変わりました．

　巷には医療情報が溢れ，論文や学会報告に一般の方がアクセスすることも簡単にできるようになりました．医療のレベルを上げ，あやふやな知識に基づく治療を減らすという意味で，こうした情報の共有は意義のあるものでしたが，その一方で，専門家ではない故に，特定の情報に惑わされて，極端な意見を信奉するような一般の方が非常に多くなる，という問題も生じました．

　このため一般の内科医は，これまでは個々の自分の患者さんだけを相手にすれば良かったのですが，今ではテレビやネットの影響を，同時に相手にしなければならなくなりました．

　たとえば，テレビで認知症の特集が放映され，そこである血圧の薬に認知症の進行を予防する効果がある，という研究結果が紹介されたとします．その翌日の内科の外来は，その薬を出してほしい，とか，今飲んでいる薬をその薬に代えてほしい，という患者の攻勢にさらされることになるのです．

　こうした時代に，カリスマでもセレブでもない医者が，時間の限られた外来のなかで，適切な医療を行うためには，どのように患者に向き合い，

どのような指針をもって処方を行うべきでしょうか？

そんなことは簡単だ，最新のガイドラインをもとにして治療を行えば良いのだ，と言われる方がいるかもしれません．

しかし，ガイドラインというのは要するに，これまでの臨床試験の結果を，その信頼性や日本人への適応性などを勘案して，階層化し，1つの案として提示したものにすぎません．治療の基準は確かに示されていますが，その根拠は意外に大雑把で，個々の事例にそのまま適用されるようには思えません．これをそのまま機械的に適用するような医者がいれば，すぐに実地ではトラブルを抱えてしまいそうな気がします．

つまり，ガイドラインを読み込むことは基本ではありますが，それだけでは実地臨床の役には立ちません．問題はむしろ一般論を個別の事例に翻訳する作業にあります．そこが一般の臨床医の腕の見せどころかもしれません．

慢性疾患への投薬治療で重要なことは，薬を始めるタイミングとその始め方，そして，薬をやめるタイミングとそのやめ方とにあります．

しかし，目の前の患者の薬をいつ始め，いつやめるか，そのシンプルな方法が，ガイドラインにはほとんど書かれていません．

多くの一般の内科医は，そこに自分なりのこだわりをもち，一種の職人芸のようにそれを日々磨いています．こうしたこだわりは最近ではあまり尊重されませんが，私はそうしたところに臨床医の心意気のようなものがあると思いますし，そうした心意気を何らかの形で残すことが，臨床の進歩のうえで重要ではないかと思います．

私は16年間診療所の所長として，週6日の外来の日々を送り，その臨床経験の集大成として，この薬の本を書きました．ある部分は国内外のこれまでのガイドラインや，著名な研究成果を下敷きとし，また他の部分では経験や先人の知恵をもとにして，さらに一部は私の独自の方法論を紹介しています．

もちろん，この方法が正しいと言い切るつもりはありません．しかし，その根拠はすべて示していますので，読まれる皆さんは，それを適宜選択して，皆さん自身の処方を磨く一助にしていただければと思います．

石原 藤樹

誰も教えてくれなかった
くすりの始め方・やめ方
ーガイドラインと文献と臨床知に学ぶー

第1章 安定剤と睡眠剤の始め方・やめ方 ……… 1
- **安定剤と睡眠剤の始め方** ……… 3
  - パニック障害に対するベンゾジアゼピンの使用法 ……… 4
  - 不眠症に対するベンゾジアゼピンの使用法 ……… 7
  - 不定愁訴や不定の身体症状へのベンゾジアゼピンの使用について ……… 10
- **安定剤と睡眠剤のやめ方** ……… 13
  - ベンゾジアゼピンの離脱の必要性とその裏づけ ……… 14
  - ベンゾジアゼピンの離脱法とその選択 ……… 17
  - 漸減法による離脱の詳細 ……… 21
  - プラセボを用いたベンゾジアゼピン離脱療法の効果 ……… 22

第2章 降圧剤の始め方・やめ方 ……… 25
- **降圧剤の始め方** ……… 27
  - 二次性高血圧の実際的スクリーニング法 ……… 28
  - 血圧の測定法とその評価 ……… 34
  - 高血圧治療の目的とその根拠 ……… 35
- **降圧剤のやめ方** ……… 45
  - 降圧剤のやめ方と中止の影響についての知見 ……… 46
  - 降圧剤中止の自験データ ……… 51
  - 筆者流降圧剤中止ガイドライン ……… 52

第3章 コレステロール降下剤の始め方・やめ方 ……… 57
- **コレステロール降下剤の始め方** ……… 59
  - どのような場合に薬でコレステロールを下げるべきか？ ……… 62
  - コレステロール降下剤の選択とその開始 ……… 68

- コレステロール降下剤のやめ方 ………………………………………… 75
  - どのような場合にスタチンを中止するべきか？……………………… 75
  - スタチンの中止法……………………………………………………… 77

第4章　ワルファリンの始め方・やめ方 ……………………… 81

- ワルファリンの始め方 …………………………………………………… 83
  - ワルファリンによる血栓塞栓症とそのメカニズム…………………… 85
  - ワルファリンの開始法について……………………………………… 88
- ワルファリンのやめ方 …………………………………………………… 92
  - 深部静脈血栓症におけるワルファリンのやめ方……………………… 93
  - 心房細動で使用時のワルファリンのやめ方…………………………… 95

第5章　糖尿病治療薬の始め方・やめ方 ……………………… 105

- 糖尿病治療薬の始め方 …………………………………………………… 107
  - 血糖の強化コントロールの効果……………………………………… 108
  - 心血管疾患の予防のための薬物治療………………………………… 109
  - 日本と欧米の治療ガイドラインの差………………………………… 112
  - 高齢者における糖尿病治療の考え方………………………………… 115
  - 糖尿病治療薬の始め方についての私見……………………………… 118
- 糖尿病治療薬のやめ方 …………………………………………………… 124
  - 高齢者の糖尿病治療薬の減量と中止法……………………………… 125

第6章　抗甲状腺剤の始め方・やめ方 ………………………… 131

- 抗甲状腺剤の始め方 ……………………………………………………… 133
  - バセドウ病治療開始の基準…………………………………………… 136
  - チアマゾールとT_4製剤の併用療法の有用性について ……………… 142
- 抗甲状腺剤のやめ方 ……………………………………………………… 150
  - ガイドラインに示された薬剤中止のタイミングとその根拠………… 151
  - チアマゾールとT_4製剤の併用療法における治療終了の基準………… 153
  - 診療所におけるチアマゾールとT_4製剤の併用療法の再発率………… 155

- 索　引 ……………………………………………………………………… 159

表紙イラスト：Artlusy/Shutterstock.com

第1章
安定剤と睡眠剤の始め方・やめ方

第1章　安定剤と睡眠剤の始め方・やめ方

安定剤と睡眠剤の始め方

Point
- ☑ パニック障害に対するベンゾジアゼピンの使用法
- ☑ 不眠症に対するベンゾジアゼピンの使用法
- ☑ 不定愁訴にベンゾジアゼピンは必要か？

背 景

　ベンゾジアゼピン系の安定剤と睡眠導入剤は，それ以前に使用されていた同種の薬剤と比較すると，より安全性が高く，その効果も安定した薬として，1960年代に登場すると一気にそのシェアを拡大し，精神科や心療内科のみならず，多くの科で処方が行われるようになりました．

　その使用は日本では，特に1980年代に増加しています．これは1984年に日本で発売されたエチゾラム【商品名 デパス】が，非常にシャープな効きを示し，不安や不眠や，それに伴う頭痛などの不定愁訴に対して，一般臨床で非常に幅広く使用されたことが大きいと考えられます．エチゾラムを不定愁訴の患者さんに用いることにより，実際に多くの患者さんがその症状から解放され，医者はその効果に驚いて処方は拡大したのです．

　しかし，実は海外において同時期から問題となってきたのが，その長期の使用による精神依存や身体依存などの薬物依存の存在と，耐性による処方量の増加や中毒，薬の濫用などの有害事象です．これは依存という現象の裏の面ですが，薬剤を中断することにより多彩な離脱症状が出現することも知られています．この現象は，すぐに日本においても深刻に認識されるようになりました．

ベンゾジアゼピンの適応は，抗けいれん剤としての用途などを除けば，パニック障害における不安発作などの不安感の軽減と，不眠症における症状の軽減ですが，その意義も近年になり低下しています．パニック障害に関しては，抗うつ剤の有用性が1980年以降確立し，各種のガイドラインでも，ベンゾジアゼピンの位置づけは，ごく短期間の症状のコントロールに限られるようになりました．

　睡眠障害についても，生活改善や認知療法などの心理療法の重要性がクローズアップされ，薬物療法の適応は限定されています．使用する薬剤に関しても，メラトニン誘導体などの非ベンゾジアゼピン系薬剤の使用が優先される流れとなっています．

　こうした環境において，精神科の専門医はベンゾジアゼピンの処方を極力控えていて，一般の内科医や整形外科，耳鼻科などの医師が処方するベンゾジアゼピンの，全体に占める比率は増加しています．このことは国内外を問わず多くの文献で指摘されており，専門外の医師が処方していることが最大の問題だ，と言わんばかりです．

　しかし，実際には安全性が高く専門外の医師にも処方しやすい薬として，ベンゾジアゼピンを推奨したのは，当時の精神科関連の学会の重鎮のような医師たちで，その責任を何ら反省することなく，手のひら返し，梯子外しのような行為を行っていることは，一般の内科医としては疑問に感じます．ただ，もちろん，そんなことを言ったところで，そうした専門家の耳には入りません．一般の臨床医は自分の身を守り，患者に不利益が生じないように，日々の診療で現時点での最善を尽くすよりないのです．

　こうした時代において，どのようなケースで，一般の臨床医は，ベンゾジアゼピンの処方を行うべきでしょうか？　それとも一切行うべきではないのでしょうか？　この点を一般内科医の視点から考えます．

パニック障害に対するベンゾジアゼピンの使用法

▶第一選択薬は？

　パニック障害の第一選択薬はSSRIを始めとする抗うつ剤です

が，その使用開始から効果の出現までには，最短でも1〜2週間という時間がかかり，場合によっては1ヵ月を要することもあるので，その間の患者の症状のコントロールが大きな問題となり，その期間に限り，ベンゾジアゼピンの使用は現在でも正当化されます．

▶ガイドラインではどうか？

厚生労働省の研究班による「パニック障害の治療ガイドライン」[1)]によると，パニック障害の薬物療法は，抗うつ剤とベンゾジアゼピンの併用で開始し，ベンゾジアゼピンは高力価のものを使用して，遅くても8〜12週間たってから減量を開始する，という説明になっています．1週間に10％の割合で減量する，と書かれていますから，10週間で中止できる理屈ですが，実際にこうした方法でどれだけの患者さんがベンゾジアゼピンを中止できるのかは，明確なデータが示されていません．4週間をかけてベンゾジアゼピンを減量中止した報告では[2)]，1/3で中止は不可能で，残りの2/3では退薬により離脱症状が出現した，と記載されています．つまり，いったん開始すれば中止はそう簡単ではないのです．

世界的なガイドラインである「**世界生物学的精神医学会（WSFBP）ガイドライン**」によると[3)]，パニック障害の第一選択薬はSSRIで，第二選択薬は三環系抗うつ剤とベンゾジアゼピンで，ベンゾジアゼピンは依存傾向のない患者であることが条件で，単独もしくは抗うつ剤との併用，という記載になっています．

つまり，国内外のいずれのガイドラインにおいても，慎重に行うベンゾジアゼピンの使用は，決して否定はされていません．厚労省研究班のものは，専門医向けのものではなく，一般の臨床医向けであることも付記したいと思います．

この場合に注意する点は，出口対策，つまり，あくまで短期間で使用を中止することを想定し，それが実現可能な処方を行う，ということです．このための明確な指針は存在していないと思い

ますが，以下，筆者の見解を示します．

▶薬物治療の実際（図1）

　　短時間の持続の薬剤より，長時間の持続の薬剤のほうが，中止時の離脱症状は少ないと考えられています．このため，軽症のパニック障害で一定のサポートが必要な場合には，長時間の持続の薬剤を優先して，基本的に単剤で処方します．具体的にはロフラゼプ酸エチル【商品名 メイラックスなど】やフルトプラゼパム【商品名 レスタス】を単剤で開始し，必要であれば単剤のまま上限量まで増量します．発作が必ずしも持続していないケースでは，薬の効果の立ち上がりの早い薬剤を，頓服の形で処方します．頓服薬は短時間型で高力価の，アルプラゾラム【商品名 コンスタン，ソラナックスなど】やロラゼパム【商品名 ワイパックスなど】を用いますが，眠気やだるさの強いケースがあり，軽症例ではブロマゼパム【商品名 レキソタンなど】かジアゼパム【商品名 セルシンなど】を1回2 mgの低用量で使用します．それでも眠気が生じるときは，漢方薬の甘麦大棗湯を用います．軽症である場合や高齢者においては，非ベンゾジアゼピン系の抗不安薬であるタンドスピロン【商品名 セディールなど】を使用することも一案です．この薬はセロトニンのA1神経の刺激剤で，効果はベンゾジアゼピンには劣りますが，依存性は少なく，マイルドな抗うつ作用も，そのメカニズム上併せもっているので，単剤での治療が可能な点も利点といえます．

> **Check**　長時間作用型のベンゾジアゼピンを使用する場合には，抗うつ剤を原則として併用とし，投薬開始後1ヵ月の時点で症状が改善に向かえば，速やかに減量から中止の方向で検討します．減量については次項で説明します．

```
中等度以上では抗うつ剤（SSRI）が第一選択

軽度で依存傾向の患者さんでは
ベンゾジアゼピンの単独もしくは抗うつ剤との併用

●軽度のパニック障害で一定のサポートが必要
          ↓
① ロフラゼプ酸エチルもしくはフルトプラゼパム単独使用
② 症状が持続していなければ，アルプラゾラム，ロラゼパムの頓用
③ 上記② で眠気が強ければジアゼパムからブロマゼパムの頓用
   （いずれも 1 回 2 mg の低用量）
④ 上記③で眠気があれば甘麦大棗湯（かんばくたいそうとう）の頓用
   もしくはタンドスピロンの使用
```

図1　パニック障害の薬物治療

不眠症に対するベンゾジアゼピンの使用法

▶第一選択薬の変遷

　　睡眠障害の治療薬として，ベンゾジアゼピンは長く第一選択の薬剤でした．安全性も高く，専門家以外の医師にも，処方は簡単であるとの宣伝が，専門医の講演などを介して，製薬会社により行われました．現在でも睡眠障害の薬物治療については，主力となる薬剤であることは間違いがありません．しかし，パニック障害では抗うつ剤との併用が原則ですから，減量はやりやすい面があります．その一方で，睡眠障害はうつ病に伴うようなものであれば，同様に考えることができますが，そうでない場合には常用に至りやすく，習慣化した場合には，減量中止はより困難となる傾向があります．

▶ガイドラインではどうか？

　　2012 年に「睡眠薬の適正な使用と休薬のための診療ガイドライン」として作成され，2014 年に書籍化された現行の日本のガイドラインは，多くが Q&A 形式の活用しづらいものですが，ベ

ンゾジアゼピンの使用自体は否定されてはいないものの，非ベンゾジアゼピン系の薬剤をより優先的に考えるべきと記載されています[4]．

薬物治療の実際

非ベンゾジアゼピン系薬剤の特性

この場合の非ベンゾジアゼピン系の薬剤には，メラトニンの誘導体であるラメルテオン【商品名 ロゼレムなど】と，ベンゾジアゼピンよりその受容体の$α_1$サブユニットへの選択性を強化した，ゾルピデム【商品名 マイスリーなど】，ゾピクロン【商品名 アモバンなど】，エスゾピクロン【商品名 ルネスタ】が想定されています．

ラメルテオン

ラメルテオンはメラトニンの誘導体で，ベンゾジアゼピンとはまったくメカニズムが異なるため，身体依存はほぼ生じないと考えられている薬剤です．したがって，現状は軽症の不眠であれば，第一選択と考えて問題はありません．ただ，添付文書では睡眠直前の使用とされていますが，1〜2時間前に使用したほうが良いケースもあります．もちろん有効な事例は限られています．ベンゾジアゼピンに単独で取って代われるような薬ではありません．

ゾルピデム

ゾルピデムに代表される$α_1$サブユニット選択性の薬剤は，抗不安作用や筋弛緩作用が弱く，このため依存を形成しにくく，離脱症状も少ないことが想定されています．実際に2012年の『Sleep』に掲載された論文では，原発性の不眠症の患者125名を，ゾルピデムとプラセボの2群に分けて，8ヵ月間の経過観察を行った結果が発表されています．その結果は8ヵ月間の使用で安定した効果が持続し，睡眠の状態も安定していて，特に耐性の誘導は認められなかった，というものになっています[5]．

しかし，その一方で2014年の『British Medical Journal』の論文によると，ゾルピデムやゾピクロンのみの検討においても，

それ以外のベンゾジアゼピンと同等の，長期使用による総死亡リスクの増加が認められています[6]．つまり，その連用による長期のリスクは，他のベンゾジアゼピンと同等，という可能性があるのです．

ただ，仮にそうだとしても，比較の問題としては，耐性誘導が起こりにくく，減量と離脱がよりしやすいという点では，やはり優位性のあることは，ほぼ間違いがありません．

スボレキサント

もう1つ2014年に日本と米国で共に発売された，スボレキサント【商品名 ベルソムラ】という薬があります．これはオレキシン受容体拮抗薬で，ベンゾジアゼピンとは別個のメカニズムで睡眠を誘導する新薬です．その効果はラメルテオンとベンゾジアゼピンの中間くらいに位置する印象ですが，まだ長期成績はないので，その有効性は未知数で，他剤との併用の成績も乏しいので，原則は単剤での使用が望ましいと思います．当初の想定より，翌日の眠気や倦怠感は多い，という印象があり，年齢にかかわらず15 mgを初期用量とするのが妥当です．

> **Check** したがって，現行の睡眠障害への，一般臨床医の投薬としては，まずラメルテオンの単剤，それが無効であれば，ゾルピデム，ゾピクロン，エスゾピクロン，いずれかの単剤，そして状況によりスボレキサントの単剤，という順序になります．スボレキサントは，今後はより第一選択に近いポジションに，変更される可能性があります（図2）．

```
●薬物治療以外の可能性が前提
    ↓
①ラメルテオン単剤
    ↓
②ゾルピデム，ゾピクロン，エスゾピクロン
   いずれかの単剤
    ↓
③スボレキサント単剤
※ ②，③は今後のデータ蓄積により変更の可能性あり．
※ 酸棗仁湯，甘麦大棗湯の単独もしくは併用も選択肢となりうる．
```

図2　睡眠障害の薬物治療

不定愁訴や不定の身体症状への ベンゾジアゼピンの使用について

▶使用が厳しく制限される流れのベンゾジアゼピン

　今日ではベンゾジアゼピンの使用は，厳しく制限される流れになり，特に不眠症の治療薬としては第一選択の薬剤ではなくなりました．パニック障害の治療においても，その使用は以前よりかなり限定されています．その一方で，頸椎症や腰痛症，筋緊張性頭痛に適応のあるエチゾラム【商品名 **デパス，エチカーム**など】の処方は，精神科や心療内科以外の医師によって，それほどの抵抗なく行われています．

　内科医の立場からすると，こうした薬剤の内科での使用については，非常に厳しい目が専門科や一般の方から寄せられるのに対して，整形外科や耳鼻科，頭痛や慢性疼痛の治療科において，エチゾラムの処方が頻用されていることには，あまり批判の目が向けられないことを奇異に感じます．

　エチゾラムは短期作用型の強力なベンゾジアゼピンで，その意味ではもっとも使用することのリスクがあるタイプの薬です．もっとも強力なタイプのステロイド剤と，同様に考えるべき薬剤

です．それが不眠症やパニック障害以外の身体疾患において，比較的安易に処方されている実態には多くの問題があるように思います．

　エチゾラムは日本の開発品で，米国をはじめ欧米の多くの国では使用自体がされていないため，その安全性やリスクについても，きわめて限られた情報しかありません．PubMed でエチゾラムを検索しても，出てくる論文は少なく，それも多くは日本のものです．

　1992 年の時点で不定愁訴のある高血圧の患者さんに，エチゾラムを上乗せした臨床試験の結果が論文となっていて，例数は 18 例と少ないのですが，安全で有用性があった，という結論になっています[7]．また，2007 年には非ステロイド系消炎鎮痛剤とエチゾラムを，筋緊張型の頭痛に併用した効果を，消炎鎮痛剤と比較した介入試験結果も論文になっていて，併用は有用であるとの結論になっています．症例数は 144 名です[8]．もちろんいずれの研究も，エチゾラムの長期処方を推奨するようなものではありませんが，高血圧の不定愁訴も筋緊張型の頭痛も，慢性の経過を辿ることの多い症状ですから，こうした使用が短期にせよ推奨されることは，確実にエチゾラムの依存に結びつくことが想定されます．もちろんすべての患者さんに対する処方がそうだ，ということではありませんが，依存に陥りやすい対象を慎重にチェックするような姿勢は，この種の研究では意識されていません．エチゾラムについてはそれ以外に，血小板活性化因子（PAF）を阻害する作用の報告があり，慢性硬膜下血腫の予後を改善し再発を予防する，という報告も複数認められます．ただ，これも日本のみの報告で，しかも一時期のみに集中してみられる，という傾向があります．

　個人的な見解としては，エチゾラムは依存を形成しやすいタイプのベンゾジアゼピンであり，その安易な使用は慎むべきではないかと考えます．頭痛や不定愁訴への使用は，原則は禁忌と考えるべきではないでしょうか．

> **ここがポイント！　治療の方針**
>
> 　日本では不定愁訴や難治性の頭痛，肩こりなどの身体症状に対して，安易にエチゾラムが使用されてきたという歴史があります．そのため，エチゾラムの依存症が多いのが実態です．新規のエチゾラムの使用は，不定愁訴や身体症状に対しては，原則禁忌と考えるのが妥当です．ただ，実際にエチゾラムを手放せない，依存性の患者さんは多いので，そうした患者さんに対しての説明は慎重に行う必要があります．間違っても「悪い薬なのですぐにやめなさい」というような言い方をしてはいけません．「他の薬にはない効果がある良い薬ですが，クセになりやすい欠点があるので，少しずつ減らしていきましょう」と筆者は話しています．

文　献

1) 熊野宏昭，久保木富房，貝谷久宣 編：パニック障害ハンドブック－治療ガイドラインと診療の実際．医学書院，2008.
2) 井上猛，朝倉聡，佐々木幸哉，他：不安障害における薬物療法の継続・減量・中止基準．臨床精神薬理 7：763-67，2004.
3) Bandelow B, Zohar J, Hollander E：World Federation of Societies of Biological Psychiatry（WFSBP）guidelines for the pharmacological treatment of anxiety, obsessive-compulsive and post-traumatic stress disorders – first revision. World J Biol Psychiatry 9：248-312, 2008.
4) 三島和夫 編：睡眠薬の適正使用・休薬ガイドライン．じほう，2014.
5) Randall S, Roehrs TA, Roth T：Efficacy of eight month of nightly zolpidem：a prospective placebo-contolled study. Sleep 35(11)：1551-7, 2012.
6) Weich S, Pearce HL, Croft P：Effect of anxiolytic and hypnotic drug prescriptions on mortality hazards：retrospective cohort study. BMJ 348：g1996, 2014.
7) Matsuo H, Watanabe S, Ishiguro M：The efficacy of additive use of etizolam in patients with essential hypertension and unspecified complaints. Int J Clin Pharmacol Ther Toxicol 30(2)：51-6，1992.
8) Hirata K, Tatsumoto M, Araki N：Multi-center randomaized control trial of etizolam plus NSAID combination for tension-type headache. Intern Med 46(8)：467-72, 2007.

第1章　安定剤と睡眠剤の始め方・やめ方

安定剤と睡眠剤のやめ方

Point

- ☑ ベンゾジアゼピンをやめなくてはいけない患者
- ☑ ベンゾジアゼピンの離脱法（漸減法と置換法）
- ☑ プラセボを用いる中止法の可能性

背　景

　ベンゾジアゼピンの使用は世界的に制限される方向となり，精神科や心療内科の医師は，新規の処方を控えるようになりました．新規処方を制限するという原則は，正しいものだと思いますが，問題は長期間使用している患者さんの処方をどうするか，ということです．1980年代に初めてベンゾジアゼピンのリスクが指摘され，その中断や中止が試みられると，今度は急激な中断により，病状が悪化したり，別の精神症状が出現し，持続するような事例が続々と報告されるようになりました．ベンゾジアゼピン離脱症候群もしくは退薬症候群です．

　常用量依存という考え方があります．通常の薬物依存というのは，薬の乱用により，その処方上限量を遥かに超えるような用量を使用し続けることにより生じるものです．しかし，ベンゾジアゼピンの場合には，通常用量を長期間継続することによっても，身体依存が形成され，中断しようとすると，強い離脱症状が出現することがあり，これを常用量依存とよんでいます．

　問題は常用量依存でも，ベンゾジアゼピンを中止する必要があるのか，ということです．現行の考えとしては，特に高齢者において，ベンゾジアゼピンの連用による死亡リスクの増加が認められていて，認知機能低下や転倒骨折などのリスクも増加するため，なるべく早期に

減量，中止にもっていくことが望ましいと考えられています．

ただ，たとえば40代で不眠症があり，その症状が常用量の単剤のベンゾジアゼピンで改善していて，その状態が長期間安定しているとすれば，減量を試みることは良いことですが，離脱が困難であるからといって，それが大きな問題であるとは，必ずしも言えないように思います．

むしろそれまで何の問題もないように思われていたのに，急に主治医が「これは悪い薬だからなるべく早くやめましょう」と言うことのほうが，患者を混乱させ信頼関係を崩し，何も良い結果を生まないように思います．

問題はどのようなケースで，ベンゾジアゼピンの離脱を急ぐべきか，ということとその方法，それをどのように患者に伝えるのが適切なのか，ということ，そして，離脱の緊急性はなく，ベンゾジアゼピンが常用量で安定している患者に，どのような説明をして，どのような診療を行うべきか，という点にあるように思います．

実際にベンゾジアゼピンの使用を継続している，一般の臨床医の立場で，この問題を具体的に考えます．

まず，離脱の必要性の高い患者の選択と，患者への説明，それから，離脱の方法の実際に進みます．

ベンゾジアゼピンの離脱の必要性とその裏づけ

▶高齢者への使用

ベンゾジアゼピンの使用はすべての年齢層で行われていますが，特に問題が大きいと考えられているのは，65歳以上の高齢者への使用です．これは死亡リスクの上昇などの影響は，全年齢層にみられるものの，高齢者においてはそれに加えて，認知症のリスクの増加や，骨折，転倒などのリスクの増加が指摘されていて，その総体としての予後への影響は，若年層より大きいと考えられるからです．

また，2014年の『JAMA Psychiatry』の文献によれば，2008

年の米国において，65歳以上の高齢者におけるベンゾジアゼピンの処方は，人口全体の8.7％と，他の年齢層より増加していて，精神科以外の医師による処方がより多く認められる，という結果になっています[1]．つまり，高齢者へのベンゾジアゼピンの長期処方は，今後，より不適切な医療行為として，糾弾される可能性があるのです．

一方で高齢者を常時みているかかりつけ医としては，長期で安定している処方を，患者との信頼関係を維持しながら，どのようにして減量中止していくべきか，というジレンマに直面します．

> **Check** まず最小限の前提として，高齢者には不用意に睡眠剤や抗不安薬としてのベンゾジアゼピンの処方を新規では行わない，ということが重要です．
>
> 不眠はもちろん高齢者には非常に多い訴えですが，前項でも説明したように，薬剤としてはラメルテオンを優先し，酸棗仁湯（さんそうにんとう）もしくは甘麦大棗湯（かんばくたいそうとう）の頓用も選択肢として活用します．

ただ，実際に長期間使用している患者で特に問題がなく思えるケースでは，次のような視点で処方の再検討を行います．

- まず，処方量をジアゼパム換算し，それが1日15 mg以内に収まっているかどうかを確認します．ジアゼパム換算については次項を参照して下さい．ジアゼパム換算で15 mg以内の使用であれば，常用量依存の状態にある，と判断します．
- 一方でそれを超えているケースでは，優先的に少なくとも常用量以下への減量を試みます．その方法については，これも次項以降で説明します．

常用量以内の処方においては，患者の全身状態の再評価を行います．

過去3年間での転倒，骨折の既往はないか．ふらつき，めまいなどの症状はないか．それから，認知機能の低下がないかどうかを，MMSE（ミニメンタルステートテスト）もしくはHDS-R（改訂長谷川式簡易知能評価スケール）を用いて評価します．

仮に転倒歴や認知機能の低下が認められれば，減量中止の優先度は高いと判断します．その場合の説明は，「安全なお薬ですがふらつきや物忘れの原因になることがあり，そうした可能性があるので，お薬を減らしていきましょう」という内容にします．

常用量依存の状態にある高齢の患者さんの多くは，処方が変わることを非常に不安に思うことが多いので，減量は通常より慎重に時間をかけて行うことを原則とします．

▶65歳未満の患者には…

患者さんが65歳未満で，ジアゼパム換算で1日10 mg以下の使用であり，特に現時点でふらつきなどの症状のない場合には，まず常用量依存や離脱症状について説明し，その後，患者さんと相談のうえで，薬剤の減量中止の決定をするようにします．話し合いの内容については，必ずカルテに記録を残しておくことが重要です．

実際の離脱については，専門医や専門医療機関に依頼することも1つの考えです．ただ，やみくもに紹介することは，それまでに培ってきた患者と治療者との関係を，壊す事態にも繋がりかねません．かかりつけ医がベンゾジアゼピンの処方を継続していた場合には，その責任は処方医にありますから，紹介をするに当たっても，無責任に投げ出すような姿勢は問題があります．個人的な考えとしては，離脱の実際と自分の診療において可能な範囲を説明したうえで，患者さんの選択に任せることが，適切ではないかと思います．

そして，患者さんがかかりつけ医での対応を望めば，治療の限界を説明したうえで離脱を図ることは，正当な医療行為だと思います．

ベンゾジアゼピンの離脱法とその選択

　ベンゾジアゼピンの離脱法に，決定的なものはありません．大雑把にいうと，徐々に減量して薬剤は変えずに離脱にもっていく方法と，別の薬剤にまず置換し，それからその置換した薬剤を減量して離脱にもっていく，という2つの方法とその変法が，主に臨床の現場で試みられています．
　それでは，そのうちのどの方法が有用性が高いのでしょうか？

▶漸減法

　2003年の『Psychological Medicine』に掲載された文献では，65歳以上のベンゾジアゼピンの長期使用者に対して，漸減による離脱を試み，半年の時点で8割が成功という，高い成功率を示しています[2]．
　この文献のポイントはいくつかありますが，まず，

- 65歳以上の高齢者で10年以上という長期間，常用量での使用を継続していた方の場合，その中止によって，睡眠の状態は何ら変化していません．つまり，こうした安定した状態にある患者さんでは，リバウンドによる高度の不眠というような問題は，あまり起こらない可能性が高いのです．
- 次にこの論文の離脱法のポイントは，患者さんにも主治医にも，どのように薬が減らされているのか，もしくは減らされていないのかの情報が，伏せられた形で減量離脱が進められている，ということです．

　通常臨床で減量離脱を試みるときには，患者さんにはどのくらい減らすのかを，その通りに説明し，薬局でもその通りの説明が行われます．しかし，患者さんに減量により眠れなくなるのではないか，という不安があると，実際には薬の効果にはほとんど違いがなくても，その不安が不眠の状態を作るので，減量離脱が困難になる，という悪循環が生じてしまうのです．

> **Check** 上記文献の検討では，プラセボでもベンゾジアゼピンでも，睡眠の状態には何ら違いが生じていませんから，端的にいえば，常用量で長期間ベンゾジアゼピンを使用している患者さんでは，ベンゾジアゼピンは実際には効いてはおらず，そのままプラセボに変更しても，何ら問題はない，ということになります．

　もちろんすべての患者さんでこうしたことが成り立つわけではありません．しかし，10年以上同じ量のベンゾジアゼピンを連用していて，睡眠の状態がそれにより安定しており，その量も常用量の範囲内であるとすれば，かなりの事例はプラセボにすぐに置換が可能だ，ということはいえるのではないかと思います．
　ここにおいて大きな問題は，盲検試験のように患者さんに情報を与えずに行えばうまくいく方法が，患者さんに情報を与えることによって，かえって成功しない事態になっている，という事実です．一番成功率の高いベンゾジアゼピンの離脱法は，漸減とプラセボの使用を一緒に行うことだと思いますが，それは現行の保険診療のなかでは，困難なのではないかと思います．
　以前に少数例ですが，プラセボを用いた離脱法を検討したことがあり，そのデータは後で示したいと思います．

▶置換法

　さて，漸減法とは異なるアプローチは，ベンゾジアゼピンをいったん別の薬に置換し，それから減量して離脱を図る，という方法です．
　便宜的にこれを置換法とよびます．
　なぜわざわざ他の薬に置き換えるのかというと，短期作用型のベンゾジアゼピンは，中長期作用型の薬と比較して，離脱症状が生じやすいと考えられているので，短期作用型の薬が処方されている場合には，それを中長期作用型の薬に置き換えたほうが，離脱を成功させやすいのではないか，という考え方があるためです．
　さらには複数のベンゾジアゼピンを使用している場合，単剤に

置き換えて整理することにより，身体への影響を推測しやすく，減量もやりやすい，という利点があります．

> **Check**　したがって，長期作用型のベンゾジアゼピンを単剤で使用しているようなケースでは，この置き換えの必要はないのです．置換法が有効と考えられるのは，特に短期作用型の薬剤の身体依存が著明である場合や，複数の薬剤を大量に使用しているような場合です．単純に短期作用型の薬を使用しているからといって，置換を行うことはお勧めできません．個人的には置換法の活用は，より限定的であるべきと考えます．

置換にはジアゼパムを使用する報告が多く，アシュトンのものが有名です[3]．ジアゼパムはベンゾジアゼピンの基礎薬で，半減期が長いので，置換することにより離脱がより容易になると考えられています．

変換はジアゼパムの換算表により行われます．これには多くのものがありますが，日本において広く使用されているのは，2006年に発表された稲垣中，稲田俊也の換算表です．

それが下の**表1**です．

表1　ジアゼパム換算表

アルプラゾラム	0.8	メダゼパム	10	フルニトラゼパム	1
ブロマゼパム	2.5	メキサゾラム	1.67	フルラゼパム	15
クロルジアゼポキシド	10	オキサゼパム	15	ハロキサゾラム	5
クロナゼパム	0.25	オキサゾラム	20	ニメタゼパム	5
クロラゼペイト	7.5	パッシフロラ	100	ニトラゼパム	5
クロチアゼパム	10	プラゼパム	12.5	ペントバルビタール	50
クロキサゾラム	1.5	タンドスピロン	25	フェノバルビタール	15
ジアゼパム	5	トフィソパム	125	リルマザフォン	2
エチゾラム	1.5	アモバルビタール	50	セコバルビタール	50
フルジアゼパム	0.5	バルビタール	75	トリアゾラム	0.25
フルタゾラム	15	ブロムワレリル尿素	500	ゾピクロン	7.5
フルトプラゼパム	1.67	ブロチゾラム	0.25	クアゼパム	15
ロフラゼペイト	1.67	ブトクタミド	500	ゾルピデム	10
ロラゼパム	1.2	抱水クロラール	250		
ロルメタゼパム	1	エスタゾラム	2		

〔稲垣　中,稲田俊也：第18回：2006年版向精神薬等価換算．臨床精神薬理 9(7)：1443-47, 2006 より引用〕

この表はジアゼパムの 5 mg が，他の薬のどれだけの量に相当するのかを示したものです．したがって，たとえばゾルピデム【商品名 マイスリーなど】の 10 mg は，ジアゼパムの 5 mg と交換可能，ということを示しています．個人的にはおおむね妥当な換算表だと思いますが，依存の強いことで有名なエチゾラム【商品名 デパス】の 1.5 mg が，ジアゼパムの 5 mg に相当する，というのは，デパスの影響を軽くみすぎているように思います．これはデパスの 1 mg とジアゼパムの 5 mg の交換が，より妥当なように思います．

　置換にはジアゼパムではなく，抗不安薬であればロフラゼプ酸エチル【商品名 メイラックスなど】が日本では多く使用され，睡眠導入剤であればニトラゼパム【商品名 ベンザリンなど】が使用されることが多いようです．また，ベンゾジアゼピン受容体を刺激するものの，その結合様式はやや異なる，クロナゼパム【商品名 リボトリールなど】も，その使用によりスムーズな離脱に成功したとする報告があります[4]．ただ，個々の置換法を厳密に比較して検証したようなデータは，ほとんど存在していないように思います．

> **Check**　置換法には利点もありますが，別の薬に置き換えるのですから，リスクもあります．通常行われている方法は，段階的に薬を切り替えるものですが，こうした方法をとると，患者さんが症状の悪化を訴えたような場合に，結果として切り替え前より処方量が増えてしまう可能性があります．一定レベル以上の減量が困難な場合には，処方薬が一種類増えるだけの結果に終わる可能性もあるのです．

　そのため，筆者は個人的にはあまりこの置換法は行わず，最初の処方薬剤を，慎重に漸減する方法をもっぱら使用しています．
　それでは，次にその方法を説明します．

漸減法による離脱の詳細

　それでは現状筆者が行っているベンゾジアゼピンの離脱法を解説します．一番重要なことは，患者さんと事前にしっかりと相談し，ベンゾジアゼピンのリスクを説明するとともに，その離脱への意思を確認する，ということです．禁煙治療やアルコール依存性の場合と同じです．これは当たり前のことと思われるかもしれませんが，実際には多くの場合，患者さんはある日突然に，「今日からこの薬をやめます」のように一方的に医師から宣告される，というように感じることが多いのです．医者はもちろん良かれと思ってそうした対応をとるのですが，ベンゾジアゼピンを早く減らそう，という思いが先に立つので，患者さんの気持ちが往々にしてなおざりにされることが多いようです．

▶スケジュールの設定（図3）

　いったん患者さんの意思が確認できれば，漸減のためのスケジュールを設定します．常用量のベンゾジアゼピンからの離脱であれば半年間での離脱をめざします．これは臨床試験などと比較すれば長いのですが，余裕のある設定で開始したほうが，後から期間が延びるより患者さんのストレスを減らす結果になります．

　基本的に置換法はとらず，使用している薬をそのまま漸減します．減量は処方量の1/10ずつで，2週間ごとの減量を基本とします．処方はつぶしとして，細かい用量設定を可能とします．ただ，薬によっては用量の細かい変更の困難なものがあり，その場合には換算したジアゼパムに置換します．減量が進むと服薬は少量となるので，適宜，乳糖などを混ぜて嵩を調節します．エチゾラムなど短期作用型の依存性の強い薬剤のケースでは，場合により服薬回数を増やし，薬剤の効果が切れることによる症状の悪化を予防します．

　2週間ごとというのは，あくまで1つの目安です．離脱症状はある域値を下回ると，急に生じることが多いので，症状が出現した場合には，迷わず一段階前の用量に戻します．この機会を逸し

```
患者との相談
 （ベンゾジアゼピンの効果とリスクについての説明）
        ↓
ベンゾジアゼピン離脱についての合意
        ↓
離脱へのスケジュールの作成
        ↓
標準プラン
 ・つぶしの処方により2週間に1/10ずつ減量
 ・適宜 乳糖を添加
 ・途中での離脱症状を想定してすぐに元に戻せる態勢を確保
```

図3 漸減法によるベンゾジアゼピン離脱法

ないために，減量の際には数回分は前の分量の物を処方し，体調の悪いときはすぐに電話連絡をもらえるように指導を行います．この方法に加えて，減量の細かい段取りは患者さんに説明せず，断薬後も一定期間プラセボを使用すると，より離脱の成功率は増加すると思われます．しかし，この方法は現状の保険診療での施行は困難です．

　それでは最後に，少し前のものですが，自験例を提示します．

プラセボを用いたベンゾジアゼピン離脱療法の効果

　2007～2008年にかけて，ジアゼパム換算で1日15 mg以内の，ベンゾジアゼピンを10年以上使用している65歳以上の患者さん7名に対して，プラセボを使用した離脱療法を行いました．方法は患者さんに了解をとったうえで，2週間ごとにつぶしで1/5ずつ薬剤を減量し，10週間でゼロとした後は，4週間はプラセボの乳糖のみを使用します．患者さんにはアウトラインはお話ししますが，どのくらいのタイミングで，どのように減量するかは一切説明しません．一方で4名の患者さんに対して，減量のタイミングはそのままですが，用量は隠さずにそのまま患

者さんに説明します．その結果，開始3ヵ月の時点で，患者さんに説明をしないグループでは，7名全員が離脱に成功し，若干の早朝覚醒などは認められましたが，目立った有害事象は認められませんでした．その一方で患者さんに説明をしたグループでは，開始後4〜12週間の間で離脱症状を訴え，結局全例で3ヵ月後の評価時には，完全に離脱した事例はありませんでした．

例数も少なく不十分なものですが，それでも盲検法的な手法を用いることにより，格段に離脱療法の成功率が上がることは，おわかりいただけるかと思います．これが，介入試験での成績は良いのに，実臨床では離脱がなかなか成功しない，大きな理由の1つだと思われます．

このデータの反省から，現状はもっと時間をとり，じわじわと減量を図る方針としています．現状の感触としては，慎重な減量により，盲検法にかなり近い効果が再現可能なように思います．

まとめ

- 高齢者ではベンゾジアゼピンの使用による予後への悪影響がより大きいので，離脱の必要性もより大きいと考えることができます．その一方で離脱症状も強いことが想定されるので，その減量と中止は慎重に行う必要があります．無理は禁物で，時には減量で様子をみることが必要な場合もあります．
- 離脱については漸減法と置換法を，適宜組み合わせて行います．
- 置換法には利点もありますが，置き換えた薬が合うとは限らず，かえって処方量が増えてしまう，というリスクもあります．そのため，筆者は漸減法を主に用いています．
- 漸減は患者と離脱についての同意を得たうえで，スケジュールを共同で作成します．通常つぶしや粉薬の処方で，2週間に1/10ずつ慎重に減量します．
- プラセボを用いれば，より効果的な離脱が図れる可能性がありますが，まだ実現には多くの課題があります

文 献

1) Olfson M, King M, Schoenbaum M：Benzodiazepine use in the Unaited States. JAMA Psychiatry 72(2)：136-42, 2015.
2) Curran HV, Collins R, Fletcher S：Older adults and withdrawal from benzodiazepine hypnotics in general practice：effects on cognitive function, sleep, mood and quality of life. Psychological Medicine 33：1223-37, 2003.
3) Ashton H：Benzodiazepine withdrawal：an unfinished story. BMJ 288：1135-40, 1984.
4) Maremmani AG, Rovai L, Rugani F：Clonazepam as agonist substitution treatment for benzodiazepine dependence：a case report. Case Rep Psychiatry 2013：367594, 2013.

第2章
降圧剤の始め方・やめ方

第2章 降圧剤の始め方・やめ方

降圧剤の始め方

Point
- ☑ 二次性高血圧の否定
- ☑ 血圧の数値の測定法と評価法
- ☑ そもそも高血圧を薬で治療する目的は何か

背景

　降圧剤は，脂質異常症のスタチンとともに，内科医がもっとも多く処方する慢性疾患の治療薬です．

　それでは，降圧剤はどのようなときに開始するべきでしょうか？

　2014年の**「高血圧治療ガイドライン（JSH2014）」**[1]によれば，収縮期血圧が140 mmHg以上，拡張期血圧が90 mmHg以上を高血圧と定義して，脳卒中や心筋梗塞などのリスク因子を階層化したうえで，リスクに合わせて治療を開始する，ということになっています．

　文句なく最初から薬物治療の対象となるのは，二次性高血圧を除外したうえで，収縮期血圧が180 mmHg以上，もしくは拡張期血圧が110 mmHg以上の場合のみです．つまり，シンプルにいえば，外来で血圧を測り，それが上が180 mmHg以上もしくは下が110 mmHg以上であれば，降圧剤の開始を勧め，即座にその使用を開始して良い，ということになるわけです．

　ただし…

　ここに3つのピットフォールがあります．

　その第一は，二次性高血圧を否定しなければいけない，ということです．

　しかし，二次性高血圧とひと口にいっても，そこには多くの疾患が存在しています．ホルモン産生腫瘍によるものもあれば，腎臓や血管

由来のものもあります．その明瞭なスクリーニングの方法が，実際にはガイドラインに書かれていません．

　もちろん，ゴタゴタとした説明はいろいろとあるのです．

　しかし，最低限の検査と費用負担で，一般の外来診療で可能な方法が，そこにはいっさい書かれていないのです．これでは実用的ではありません．それが第一の問題です．

　第二のピットフォールは，血圧の数値の測定法と評価法です．患者さんによっては，家での血圧はもっと低いので問題はない，というような言い方で，高血圧を否定される方もいます．実際には血圧の基準は診察室血圧で問題がないのですが，2回以上の測定が必須とされていて，それをどのように一般診療のなかに組み込むかが，もう1つの問題となります．

　第三のピットフォールは，そもそも高血圧を薬で治療する目的は何か，ということです．それはもちろん心血管疾患の予防のためです．しかし，心血管疾患とひと口にいっても，実際には多くの病気がそこには含まれています．どの病気の予防のために，治療を開始することを想定するのかによっても，本来はその意味合いが違うはずなのですが，そうした点を患者に説明しようとしても，ガイドラインにはその詳細は書かれていないので，その役には立ちません．

　つまりは，この3つの点が解決されれば，皆さんは安心して降圧剤を，患者に使用することが可能となるのです．

　それでは，こうした点について，筆者なりの解決法をご説明します．

二次性高血圧の実際的スクリーニング法

　　　　　何の予備情報もなく，高血圧が心配という患者が初診できたとします．患者さんは50代の女性で，座位で右手の血圧を測ると上が180 mmHgで下が100 mmHgです．

▶はじめにすべきこと

　　　　まず鑑別するべきは，原発性アルドステロン症と褐色細胞腫，

そして腎血管性高血圧と睡眠時無呼吸症候群です．

　診察所見としては，両腕の血圧を測り，頸部と腹部の血管雑音を聴きます．これがあれば，血管の異常を疑い，超音波（エコー）検査へと進みます．

　原発性アルドステロン症は中年の女性に多く，「水ぶくれ」のような体形が1つの特徴です．ただ，もちろん一般論で例外もあります．褐色細胞腫は発作性の血圧上昇で，頭痛などを伴う急激な血圧上昇が典型的です．睡眠時無呼吸症候群では，上の血圧はそれほど上がらず，下が上がるのが典型的で，昼の眠気を伴います．

　血液検査ではレニン活性とアルドステロン，血中電解質の測定が必須です．あとは尿所見と血液のクレアチニンです．

▶最低限の検査とは？

　最低限の検査ということで考えると，降圧剤で影響を受けやすい，レニン活性とアルドステロンは，必ず初診時に測定したいところです．止むを得ず先に降圧剤の処方を行う場合には，影響を受けにくいカルシウム拮抗薬を選択します．レニンは立位で上昇するので，30分程度臥位にしてから採血するのが良いとされていますが，原発性アルドステロン症のスクリーニングの場合には，レニンは抑制されているので，体位などにはあまり影響されません．したがって，スクリーニングとしては，そのままで測定しても問題はないのです．

> **Check　原発性アルドステロン症**
> 　そして，pg/mLで算出されたアルドステロンの数値を，ng/mL/hrで算出されたレニン活性で割り算して，200を超えている場合に原発性アルドステロン症の可能性が考えられます．

　この測定値を割り算するという手法は，筆者の循環器内科の臨床の恩師が，1981年の『Arch Intern Med』の論文で，初めて提唱したものです[2]．長く忘れられていたのですが，最近になり

簡便なスクリーニング法として再評価され，今でも国内外のガイドラインに引用されています．

> **Check** 論文のポイントは，利尿剤やβブロッカーを使用していても，健常者ではアルドステロンとレニン活性の比は200を通常は超えず，原発性アルドステロン症では200を遥かに超えることが多い，という知見にあります．つまり，降圧剤などで治療を受けている患者さんでも，意外にこの比率は保たれているのです．

ただ，レニン活性やアルドステロンに直接的に影響を与える薬剤では，この理屈は当てはまりません．具体的にはACE阻害剤とアンジオテンシンⅡ受容体拮抗薬（ARB）では，レニン活性は増加してアルドステロン値は低下するので，この比率はその意義を失います．カルシウム拮抗薬は教科書的にはアルドステロン濃度には影響を与えると書かれていますが，実際的にはその影響は軽微なので，その使用時にも，アルドステロンとレニン活性の比は，それなりの意味をもつのです．

腎血管性高血圧

原発性アルドステロン症ではレニン活性は抑制されていて，腎血管性高血圧ではレニン活性は高値を示します．ただ，一方の腎血管が狭窄していても，レニン活性の上昇していないケースもあり，レニン活性のみでの判定は危険です．おおむね4.0 ng/mL/hrを超えていれば，レニンは上昇していると判断します．この場合は腹部のエコー検査を行い，ドップラーで腎動脈の血流の左右差の有無と，腎臓自体の大きさの左右差の有無をチェックします．左右差があれば腎血管性高血圧を疑って，さらに精査を進めます．

褐色細胞腫

　褐色細胞腫は原発性アルドステロン症と並ぶ，ホルモン性の高血圧の双璧ですが，こちらは基本的には薬剤の影響を受けないので，尿のカテコールアミンの代謝物であるメタネフリンとノルメタネフリンを測定するのが一番簡便です．この場合まずは随時尿で測定し，疑いがあれば蓄尿で再検します．具体的には，尿中のメタネフリンとノルメタネフリンとの合計が，1,000 ng/mgCr 以上であれば，その可能性を疑って蓄尿を検討します．

睡眠時無呼吸症候群

　睡眠時無呼吸症候群では，昼間の眠気といびきなどの存在が疑う端緒となります．血圧値では収縮期血圧はそれほど上昇せず，拡張期血圧が上昇するのが特徴です．患者さんが家に持ち帰って装着するタイプの簡易診断装置を，多くの酸素を扱っているメーカーが，解析を込みでレンタルしていますから，診療所レベルではそれを使用するのが合理的です．実際には軽度の閉塞性睡眠時無呼吸は，かなりの頻度で検出されますが，CPAP のような治療が適応になるのはそのうちのごくわずかです．したがって，高血圧の患者さんでは，一度は検査を行うべきですが，特徴的な症状が出現している事例以外では，必ずしもすぐに行う必要はありません．

　少しゴタゴタとしてわかりにくかったかもしれません．以下，要点のみまとめます（図1）．

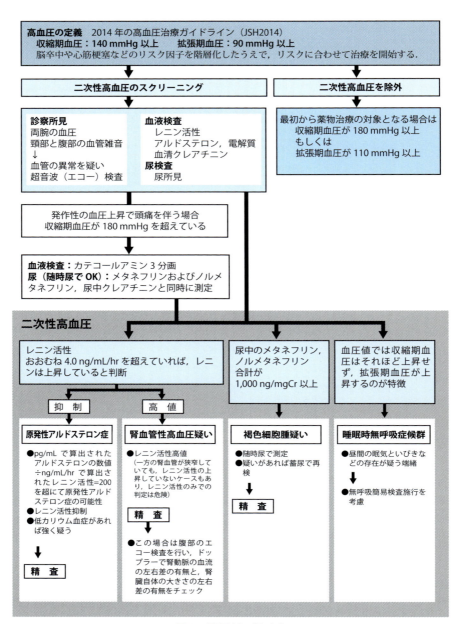

図1 降圧剤の始め方

まとめ

- 初診の患者さんでの二次性高血圧のスクリーニングとして，まずやるべきは，血液のレニン活性とアルドステロン濃度，ナトリウムとカリウム濃度，クレアチニン値を同時に測定することです．座位でそのまま採血して構いません．
- 発作性の血圧上昇で頭痛を伴う場合には，収縮期血圧が 180 mmHg を超えていれば，血液のカテコールアミン 3 分画と，尿（随時尿で OK）のメタネフリンおよびノルメタネフリンを，尿中クレアチニンと同時に測定します．ここまでは初診時に診察と同時に行えるのが理想です．
- 初期治療は少しでも二次性高血圧を疑えば，カルシウム拮抗薬の初期量で開始するのが間違いがありません．ホルモン値を見たうえで，ACE 阻害剤がより適切と判断されれば，それから変更すれば良いのです．

血圧の測定法とその評価

血圧には収縮期血圧と拡張期血圧とがあり，そのどちらがより重要であるのかについては，多くの議論があり，いまだ明確な結論に至っていません．

大まかにいうと，1980年代以前には拡張期血圧の上昇がより生命予後や病気の発症にかかわっている，という見解が支配的で，臨床試験においても，拡張期血圧の数値が重視されていました．しかし，1990年代に入ると，特に高齢者では上下の血圧差が大きくなる脈圧の増加が，病気の発症や生命予後との関連が高いとする説や，早朝高血圧という言葉で象徴されるように，血圧の日内変動が，予後との関連で重要視されるようになりました．ただ，現実的には拡張期血圧の測定は収縮期血圧と比較すると精度には欠け，測定者によってもばらつきが大きいという欠点があります．血圧の日内変動には確かに意義はありそうですが，24時間血圧計による測定は，患者さんにストレスのかかる検査で，その数値がほんとうの意味で，通常状態の血圧と一致しているという根拠はありません．

そんなわけで一時のブームも去り，より再現性の高い指標として，診察時に測定された収縮期血圧を，何回かの測定で平均化したものが，無難な指標として見直される流れになりました．

日本ではマニアックな検査が好まれる傾向にあり，家庭血圧の頻回の測定や1日血圧計を重視する先生が多いのですが，欧米の最近の文献の記載においては，診察時の収縮期血圧を指標とする考えがとられていて，他の検査は補助的に行われるのが通例のようです．

個人的には欧米の方針が妥当と考えます．

今大学病院の多くでは，患者さんは診察の前に，腕を差し入れるタイプの自動血圧計で血圧を測定し，印字された紙をもって，診察室に入るのが通常です．

しかし，一般の臨床医は絶対にそうした手抜きはしてはいけません．

血圧は必ず診察室で，患者さんの脈を自分の手で取って測定します．

筆者は初診時には必ず両腕で測り，血圧上昇があれば，何度か深呼吸をしていただいてからもう一度だけ測ります．測定値は2回の測定を併記し，後でデータをとる必要性があれば，その平均を記載します．

> **Check** 測定値が収縮期圧で 180 mmHg を超えていれば，その時点で高血圧と診断して良いと思いますが，それ以下であれば高血圧の疑いと考え，必ず再度の測定の機会を用意します．その場合，まずは患者さんに自己測定を勧め，腕に巻くタイプの自動血圧計の購入を勧めます．同意が得られれば，1〜2週間程度測定のうえ，再診していただけば良いですし，自己測定の同意が得られないようであれば，1週間後の再受診を指示します．

高血圧治療の目的とその根拠

▶ どのくらいの血圧値が健康のためには望ましいのか

血圧の数値はどのくらいにコントロールされるのが望ましいのか，というのは，いまだに解決されていない問題です．

高血圧が心筋梗塞や脳卒中などの，心血管疾患のリスクを高め，患者さんの生命予後にも悪影響を与えることは，多くの疫学データから，ほぼ確立された事実となっています．

しかし，それではどのくらいの血圧値が健康のためには望ましく，降圧剤で治療を行う場合に，どのくらいの数値を目標とするべきか，という点については，まだ明確な結論が出ていません．

2002年の『Lancet』に掲載された，「The Prospective Studies Collaboration」と名づけられた有名な疫学研究は，61のそれまでの疫学研究のデータをまとめて解析したものですが，40〜89歳までの年齢において，収縮期血圧が 115 mmHg，拡張期血圧が 75 mmHg を下回らない範囲では，血圧が上がればそれだけ心

筋梗塞や脳卒中のリスクは増加する，という結果になっています[3]．

こうした文献の裏打ちがあって，降圧剤による治療は有用性があると，世界的に考えられているのです．

しかし，その一方で，認知症の高齢者においては，収縮期血圧が 120 mmHg 程度の降圧により，短期間でも認知機能が悪化した，という報告[4] や，脳卒中後の患者では拡張期血圧が低いと再発が起こりやすい，という報告[5] などもあります．

米国の高血圧ガイドラインにおいて，一時期は慢性腎臓病や糖尿病の患者さんでは，より低い血圧を目標にするべきとされていましたが，2014 年の改訂（JNC8）では，基礎疾患にかかわらず目標値は（140/90）に一定化されています[6]．その一方で日本の 2014 年のガイドラインでは，慢性腎臓病や糖尿病の患者さんに，より低い目標値が設定されています[1]．

こうした混乱した数値の設定が示すものは，どのような病気の予防に力点をおくかによって，血圧の目標値も降圧療法の意義も，変わり得るものだ，という事実にあるように筆者は思います．

▶高血圧の治療の意義

高血圧の治療の意義は心血管疾患の予防と総死亡のリスクの低下にあります．

しかし，心血管疾患というのは単独の病気のことではありません．

分類の仕方にもよりますが，そのなかには，安定狭心症，不安定狭心症，心筋梗塞，急性の虚血性心疾患死亡，心不全，急性心停止，一過性脳虚血発作，脳梗塞，くも膜下出血，脳内出血，末梢動脈疾患，腹部大動脈瘤という，12 種類の病気が含まれています．

そして，この 12 種類の病気の個々において，高血圧の与える影響はそれぞれ異なっているのです．したがって，総死亡のリスクは別として，個々の病気のどこに力点をおくのかによって，血圧のコントロールをどうするべきかは，自ずと変わってくる可能性があります．

▶ガイドラインだけではわからない

　ガイドラインは大雑把にできているので，こうした詳細な情報を提供してはくれないのです．

　2014年の『Lancet』に，「Blood pressure and incidence of twelve cardiovascular diseases：lifetime risks, healthy life-years lost, and age-specific associations in 1.25 million people」と題する論文が掲載されました[7]．

　これはイギリスにおいて，1997～2010年に，プライマリケアの医療機関で登録された，登録時30歳以上の125万人に及ぶ膨大なデータを解析して，12種類の個々の心血管疾患のリスクと高血圧との関連性を多角的に検証したものです．

　この分野でメタ解析ではない，単一のデータとしてはもっとも大規模で詳細なものだと思います．

　これは高血圧の診療において欠かせない，非常に重要なデータだと思いますので，詳細にご紹介したいと思います．

　登録の時点で全体のほぼ1/5にあたる，26万人余の患者さんが，降圧剤による治療を受けています．登録の時点で125万人の患者さんは，12種類の心血管疾患を発症していないことが登録の条件です．

　その後平均で5.2年の経過観察を行い，その間に個々の心血管疾患を発症した患者さんと，血圧の数値との関連性をみているのです．高血圧以外に心血管疾患の発症に影響を与える因子として，喫煙の有無，糖尿病の有無，総コレステロールとHDLコレステロールの数値，BMI，降圧剤の使用の有無，そして性別や年齢の要素も補正されて，個々の心血管疾患の発症に与える血圧の影響が算出されます．

　高血圧のその病気の発症に与える影響は，95歳時までにその病気を発症するリスクと，30歳，60歳，そして80歳の時点で，その後の病気の発症時期がどれだけ早まるかで算出されています．

　測定された血圧は，一般臨床の現場で，診察時に測定されたものを活用しています．高血圧の基準は収縮期血圧が140 mmHg以上，拡張期血圧が90 mmHg以上となっています．これは日本

の基準と同等です．

　その結果，心血管疾患全体をまとめてみると，収縮期血圧が90 〜 114 mmHg，拡張期血圧が60 〜 74 mmHgより増加するにしたがって，心血管疾患の発症リスクも増加しました．これはつまりこのレベルの範囲であれば，血圧が低めであることが，脳梗塞などの発症を増加させることはない，ということを示唆しています．ただ，これはあくまで未治療の場合なので，降圧剤の治療でここまで下げることが，安全であるとは限りません．

　これは全体を1つとしてみた場合の話です．実際には12の病気の1つひとつに対して，高血圧の与える影響には差があります．

　脳内出血はこれまでの疫学データにおいても，もっとも収縮期高血圧との関連性の高い病気とされていますが，今回のデータにおいては，トータルに生涯の発症リスクを，高血圧により1.44倍有意に押し上げています．これを年齢ごとにみると，血圧（115/75）を基準とした場合，収縮期血圧が160 〜 179 mmHgになることにより，生涯の発症リスクが5.99倍に，180 mmHgを超えると14.25倍に上昇します．

▶ではいつから治療すれば良いのか？

　このことから若年性の収縮期高血圧は，脳内出血の大きなリスクとなるので，早期の治療により140 mmHg未満をめざすことが望ましい，という明確な指針が導かれます．

　くも膜下出血もトータルで生涯の発症リスクを1.41倍押し上げています．それに続くのが安定狭心症で1.41倍，心筋梗塞はややリスクは落ちて1.29倍，12種類の心血管疾患のうち，もっとも収縮期高血圧との関連が低いのは腹部大動脈瘤で，1.08倍とほとんど発症リスクの増加に影響していません．

　拡張期血圧が高いと重症の病気の引き金になる，というのは1980年代以前に良く聞かれた見解です．

　ただ，今回のデータにおいては，総じて拡張期血圧の病気への関与は低く，唯一腹部大動脈瘤のみが，トータルな発症リスクが1.45倍と，明確に拡張期血圧の関与が大きい，という結果にな

りました．脳内出血も 1.50 倍と，拡張期血圧の関与の大きなものになっています．

　脈圧が大きいと，それだけ病気の危険も大きくなる，というのも，少し前に良く聞かれた見解です．

　今回の検証においては，脈圧が大きくなるにしたがって，やや心血管疾患のリスクは増加しましたが，それほど大きな上昇ではなく，腹部大動脈瘤では脈圧が小さいほど発症リスクが高いという逆相関を示しました．

▶年齢ごとの高血圧によるその後のリスク

　年齢ごとの高血圧によるその後のリスクを検討しているのも，この研究の特徴の 1 つです．

　トータルな心血管疾患のリスクでみると，30 歳の時点で高血圧があるか，あるいは降圧剤による治療を受けている人は，生涯に 63.3％の確率で心血管疾患になるのに対して，血圧が正常の人はそのリスクが 46.1％になっています．

　つまり，高血圧のあることにより，17.2％の差が生じています．30 歳で高血圧のある人は，そうでない人と比較して，平均で 5 年早く心血管疾患になると推定されます．この場合の心血管疾患の内訳では，安定および不安定狭心症が，もっとも高いリスクを有しています．30 歳の時点で高血圧がありそれが持続すると，生涯で約 10％の確率で狭心症になりますが，血圧が正常であればそのリスクは 6％に低下します．

　これが 80 歳時点で高血圧があるとして考えると，その後の心血管疾患発症までの平均期間は，正常血圧と比較して 1.6 年の短縮となり，病気の内訳では心不全と安定狭心症のリスクが高くなります．

　このデータは高血圧の治療の効果をみているわけではないので，高血圧の患者さんが治療をしても，そのことにより正常血圧と同じリスクになるとは限りませんが，理屈のうえではその時点で速やかに血圧が正常化すれば，それに近い効果が期待できる可能性がある，という言い方は可能です．

このデータが非常に重要なのは，個々の年齢において高血圧が診断されたときに，どの病気のリスクをどの程度に見積もり，それを治療により軽減することにより，どのようなメリットが個々の患者さんに生じるのかを，ある程度推測することが可能となるからです．

　若年性の収縮期高血圧は，上の血圧が 140 mmHg を超えていれば，治療することにより将来的な脳卒中の発症予防に，もっとも有用性があり，より長期的には狭心症のような心疾患の予防に，累積ではもっとも意義があります．
　一方で仮に 80 歳で高血圧が診断されれば，狭心症や心不全の予防のためには，血圧を下げることが一定の意義をもちますが，脳卒中などの発症予防には，その効果はごくわずかだということを，認識しておく必要があると思います．
　今後この疫学データを叩き台として，もっとも治療効果が期待できる対象に，降圧剤などによる介入試験を行い，実際にその効果が確認されれば，高血圧の治療の意義は，より明確なものとなるように思います．
　ほんとうは日本でもこうしたデータがあれば，もっと有意義であることは間違いがありませんが，日本で信頼性のある疫学データをとることが，実際には非常に困難であるので，国内の信頼性のあやふやなデータを信用するよりは，日本との違いを勘案しつつ，海外データを賢く適用していくのが，現時点では最善のように個人的には思います．

　上記データをもとにした筆者の方針としては，50 歳以前に収縮期血圧が 140 mmHg を超える状態が持続した場合には，あまり様子はみずに早期に降圧剤による治療を導入します．ただ，次項で述べるように，そうした場合の降圧治療は一定期間の後に中止できる可能性が高いので，その点は患者さんに良く説明したうえで治療を開始します．
　75 歳以上の高齢者では，腹部大動脈瘤をはじめとする，エコー

検査などによるスクリーニングが非常に重要で，心疾患や血管疾患の有無やリスクにより，降圧治療の可否を判断します．仮に腹部大動脈瘤が存在していれば，降圧治療は拡張期血圧の正常化を，ターゲットとして行うべきなのです．

▶血圧は治療でどこまで下げるべきか？

　高血圧が心筋梗塞や脳卒中などの，動脈硬化性疾患の大きなリスクになる，ということは，前述のような複数の大規模な疫学データによって，厳密に立証された事実です．つまり高血圧は体に悪いのです．

　疫学データによれば，収縮期血圧が 115 mmHg を超えるレベルから，心筋梗塞などの発症リスクは増加するとされています．それでは，血圧の目標値も収縮期血圧が 120 mmHg 未満くらいにするのが良いのでは，というように思われます．しかし，ACCORD 試験と呼ばれる，糖尿病の患者さんを対象とした大規模臨床試験の結果では，収縮期血圧が 140 mmHg 未満を目標とするコントロール群と，120 mmHg 未満を目標とするコントロール群との間で，心筋梗塞の発症リスクなどについて，明確な違いは認められませんでした[8]．つまり，収縮期血圧を 140 mmHg より下げることによる，明確な生命予後の改善や，心血管疾患リスクの低下は，証明されなかったのです．

　このために，前述の**米国の 2014 年のガイドライン**では，一時期は 120 〜 130 mmHg 台であった血圧の治療目標値は，糖尿病などの有無にかかわらず 140 mmHg とされ，60 歳以上の年齢層では 150 mmHg に引き上げられました．

　そんななかで，前述の ACCORD 試験と，ほぼ同じようなプロトコールで行われたのが，SPRINT 試験です．

▶SPRINT 試験のインパクト

　2015 年の『The New England Journal of Medicine』に掲載された SPRINT 試験は，米国の 102 の専門施設において，収縮期血圧が 130 mmHg 以上で，年齢は 50 歳以上，慢性腎臓病や心

血管疾患の既往，年齢が75歳以上など，今後の心血管疾患のリスクが高いことが想定される，トータル9,361人の患者を登録し，くじ引きで2つの群に分けると，一方は収縮期血圧を140 mmHg未満にすることを目標とし，もう一方は120 mmHg未満にすることを目標として，数年間の経過観察を行う，というものです[9]．

　ACCORD試験とのもっとも大きな違いは，ACCORD試験が糖尿病の患者のみを対象としているのに対して，SPRINT試験は糖尿病の患者を除外していることです．また，効果判定にしている病気のなかに，ACCORD試験では心不全が含まれておらず，死亡リスクに関しては，SPRINT試験はより幅広く，心血管疾患の可能性が否定できない死亡事例が含まれているという違いがあります．さらには脳卒中の既往のある患者さんも除外されています．

　その結果は当初の予想を上回るもので，開始1年で有意な差が認められたため，予定より早期に終了となりました．それにもかかわらず，収縮期血圧120 mmHg未満を目標とした強化コントロール群は，通常コントロール群と比較して，トータルな心血管疾患の発症とそれによる死亡のリスクが，25％有意に低下していました．

　その一方で，強化コントロールを行うことによる問題点も浮上しています．

　低血圧やそれに伴う失神などのリスクは，強化コントロール群でより多く認められています．電解質異常も強化コントロール群でより多く認められています．一番の問題は急性の腎障害や腎不全が，強化コントロール群で多く発症していることで，こうした腎臓に対する悪影響は，主に利尿剤やレニン・アンジオテンシン系を抑制する薬剤が，多く使用されていることによると考えられます．

　SPRINT試験のポイントは，基本的な理解として，収縮期血圧は120 mmHg未満くらいが，もっとも心血管疾患の発症リスクが低いことは間違いがなく，副作用や有害事象なく降圧が可能であるとすれば，治療の目標としても，年齢にはかかわりなく，そ

れをめざすことが望ましい，ということです．

　これは基本的には糖尿病の患者さんを除外した結果なので，糖尿病の有無により結果が異なる可能性は残るのですが，その後の個別の疫学データおよび ACCORD 試験のサブ解析の結果などからは，糖尿病の有無は全体の傾向には影響を与えない，という考え方が優勢となっています[10]．

　ただ，実際には強力に血圧を下げれば，副作用や有害事象も増えるのは理の当然で，問題はどのような患者さんで，そうした降圧治療のメリットが大きく，どのような患者さんではそれほどではないのか，そのあたりのこれまでより詳細な線引きにあるのではないかと思います．そして，その有害事象については，糖尿病の患者さんはより多く，かつ重篤になりやすい，という可能性はあるのです．

　現状の，筆者の考えとしては，降圧治療の目標値を 140 mmHg より低く設定する場合には，腎機能と電解質の定期的なチェックが必須で，腎機能が明瞭に低下した場合には速やかに降圧目標を変更することが肝要だ，ということです．

ここがポイント！　治療の方針

- 50 歳以前に収縮期血圧が 140 mmHg を超える状態が持続した場合には，早期に降圧剤による治療を導入します．
- 75 歳以下では降圧目標は収縮期血圧 120 mmHg 未満とすることが予後の面では望ましいが，目標値を 140 mmHg 未満に設定するときには，腎機能と電解質が正常であることが必須で，その後も治療期間中は定期的なチェックが必要です．腎機能が明確に治療中に低下した場合には，速やかに降圧目標を変更します．
- 75 歳以上の高齢者では，腹部大動脈瘤などのスクリーニングが重要です．心疾患や血管疾患の有無により，降圧治療の適否を決定します．治療目標値は基礎疾患により異なります．収縮期血圧 140 mmHg 未満の降圧には，より慎重な判断が必要です．

文 献

1) 日本高血圧学会高血圧治療ガイドライン作成委員会編：高血圧治療ガイドライン 2014.
2) Hiramatsu K, Yamada T, Yukimura Y, et al.：A screening test to identify aldosterone-producing adenoma by measuring plasma renin activity. Results in hypertensive patients. Arch Intern Med 141(12)：1589-93, 1981.
3) Lewington S, Clarke R, Qizilbash N, et al.：Age-specific relevance of usual blood pressure to vascular mortality：a meta-analysis of individual data for one million adults in 61 prospective studies. Lancet 360(9349)：1903-13, 2002.
4) Mossello E, Pieraccioli M, Nesti N, et al.：Effects of low blood pressure in cognitively impaired elderly patients treated with antihypertensive drugs. JAMA Intern Med 175(4)：578-85, 2015.
5) Irie K, Yamaguchi T, Minematsu K, et al.：The J-curve phenomenon in stroke recurrence. Stroke 24(12)：1844-9, 1993.
6) James PA, Oparil S, Carter BL, et al.：2014 evidence-based guideline for the management of high blood pressure in adults：report from the panel members appointed to the Eighth Joint National Committee (JNC 8). JAMA 311(5)：507-20, 2014.
7) Rapsomaniki E, Timmis A, George J, et al.：Blood pressure and incidence of twelve cardiovascular diseases：lifetime risks, healthy life-years lost, and age-specific associations in 1・25 million people. Lancet 383(9932)：1899-911, 2014.
8) ACCORD Study Group, Cushman WC, Evans GW, et al.：Effects of intensive blood-pressure control in type 2 diabetes mellitus. N Engl J Med 362(17)：1575-85, 2010.
9) SPRINT Research Group, Wright JT Jr, Williamson JD, et al.：A Randomized Trial of Intensive versus Standard Blood-Pressure Control. N Engl J Med 373(22)：2103-16, 2015.
10) Eryd SA, Gudbjörnsdottir S, Manhem K, et al.：Blood pressure and complications in individuals with type 2 diabetes and no previous cardiovascular disease：national population based cohort study. BMJ 354：i4070, 2016.

第2章 降圧剤の始め方・やめ方

降圧剤のやめ方

Point

- ☑ 降圧剤のやめ方と中止についての知見
- ☑ 降圧剤を中止できる場合とできない場合
- ☑ 降圧剤の具体的な中止法

背 景

　降圧剤の始め方は，ガイドラインにも一応は書いてあります．しかし，やめ方についてはほとんど記載がありません．

　本態性高血圧症はそもそも治る病気ではないので，降圧剤は一生飲み続けるべきものだ，という指導をされている医師も，多いのではないかと思います．

　しかし，それは必ずしも正しい考え方とはいえません．なぜなら，本態性高血圧症の患者さんにおいて，降圧剤を中止した後も，数年間にわたり血圧が正常化したとする報告が，複数存在しているからです．

　高血圧の治療の目的は，心筋梗塞や脳卒中などの，いわゆる心血管疾患の予防のためです．これまでの多くの信頼のおける疫学データを念頭におけば，血圧を持続的に低下させることにより，特に脳卒中の発症リスクが低下することは，明確な事実であると考えられます．心筋梗塞や狭心症のリスクも，低下することはほぼ間違いがありません．

　しかし，その治療が生涯継続するべきものであるのか，それとも一定期間で血圧が安定すれば，いったん中止して様子をみても良いものなのかどうかについては，明確な結論の出ている事項ではありません．

　それでは，まずこれまでの文献的な検証により，降圧剤をやめることができる場合と，その方法とを考えてみたいと思います．

降圧剤のやめ方と中止の影響についての知見

　1991年の『JAMA』に,「Antihypertensive Therapy　To Stop or Not to Stop?」というレビューが掲載されています[1].「降圧剤治療―やめるべきかやめざるべきか」というそのものずばりの内容で,その後もいくつか同様のレビューやメタ解析の文献は存在しているのですが,筆者が読んだなかではこの比較的古い文献が,もっとも充実しています.

　降圧剤をいったん中止して,その影響をみた臨床試験は,1960年代からすでに複数報告されていて,中止後一定期間正常血圧が持続した事例の比率は,上記レビュー発表までの時点で,3～74%と,かなりの幅をもって報告されています.

　このばらつきの原因は,患者さんの背景や治療に使用された薬剤がまちまちで,その使用期間や,中断してからの観察期間もまちまちであるためと考えられますが,ここまでばらつきが大きいと,それをまとめて一般論としてこうだ,というような結論を導くことは難しいと思われます.

▶リバウンドの危険性

　降圧剤を急にやめると,それによりリバウンドとして,急激な血圧上昇が起こるのではないか,という危惧があります.実際に臨床でそうした事例を経験された方も,多いのではないかと思います.

　しかし,これはもちろん薬によります.

　クロニジン【商品名 カタプレスなど】という薬があります.これは中枢性交感神経遮断剤というタイプの降圧剤ですが,高率に中止によるリバウンドが起こることで知られています.この薬による知見があるので,降圧剤の中止は急激な血圧上昇を招くので危険だ,という見解が,広く流布されたのです.しかし,現在ではこの薬を高血圧の治療に使用することは稀だと思います.個人的には1980年代後半頃には,カルシウム拮抗薬などで十分血圧の下がらない事例で使用はされていましたが,第一選択の薬剤で

はなく，かつて診療所の外来で1例のみ使用していますが，20年以上前から継続している患者さんです．

その後に主に降圧剤として使用され，中断の臨床試験においても対象となっているのは，利尿剤，ACE阻害剤，カルシウム拮抗薬などの薬剤で，こうした種類の薬は，単剤で最小用量に減量しても血圧が安定している状態であれば，そのまま中止しても，クロニジンのようなリバウンドは生じないと考えられています．

むしろ，中止数日後から，ジワジワと血圧上昇をきたすのが，上昇する場合の典型的なパターンです．

降圧剤中止の影響をみた論文が，1980年代に多く発表されていますが，これは当時主な降圧剤として使用されていた利尿剤（主にサイアザイド系利尿剤）が，脱水や尿酸値の上昇，カリウム値の低下などの，副作用や有害事象が，しばしば認められる薬であったからです．

▶中止せざるを得ないケースとは？

検査値異常が著明な場合には，薬を中止せざるを得ないケースが出てきます．しかし，クロニジンの事例から類推して，中止による血圧値のリバウンドが懸念されます．そのため，安定した血圧が維持されている患者さんで，いったん利尿剤を中止して，その後の血圧の変動をみる臨床試験が複数行われました．

その結果は前述のように，かなり結果のばらつきの大きいものなのですが，利尿剤中止後も一定期間，正常血圧が維持された事例が，少なからず報告されています．その観察期間は1年程度のものが多いのですが，なかには4年間という長期間のものも存在しています．

これは1987年の『JAMA』の論文ですが，降圧剤の中止後，体重をコントロールして肥満を防ぎ，塩分制限も継続して行うと，39％の患者さんでは中止4年後でも正常血圧が維持されていました．その一方で，何の指導も行わなかったグループでは，血圧の維持率は5％に低下した，という結果になっていました[2]．

降圧剤の中止後の生活改善の努力とその維持により，血圧が薬

物治療中止後も正常に維持される可能性が高くなる，という結果は他にも複数報告されています．

1985 年の同じ『JAMA』の文献では，軽症高血圧で降圧剤中止後に塩分制限を行うと，56 週後にも正常血圧を維持している患者さんが 78％に達し，制限を行わない場合のほぼ倍になる，という結果が報告されています．この場合の軽症高血圧というのは，収縮期が 140 mmHg 代で拡張期が 90 mmHg 代のものをさしています[3]．

このように，降圧剤を中止しても正常血圧が維持されるためには，薬剤中止後も体重や塩分の管理を引き続き行うことと，そもそも治療開始の時点での血圧値が，それほど高くないことが必要な要件であることが，多くの論文を並べて検討したときにみえてくる事項です．

それでは，こうした現象の裏打ちとなるメカニズムは，どの程度判明しているのでしょうか？

▶本態性高血圧症のメカニズム

本態性高血圧症では，血液量の増加と血管の抵抗の亢進，そしてその結果の 1 つとしての心筋の肥大が，悪循環のループを成すようにして，血圧の上昇に結びつくと仮定されています．このループにおける，明瞭で簡便に検査可能な指標が，心肥大（左室肥大）の有無で，これは心臓のエコー検査において，定量的に測定することが可能です．

動物実験においては，血圧の上昇から数ヵ月もすれば心肥大が生じ，半年〜数年程度の降圧剤による治療によって，強制的に血圧が正常化され維持されると，心肥大自体も改善することが報告されています．その心肥大改善効果は，他の降圧剤と比較して，ACE 阻害剤でより強いとされています．

つまり，高血圧の続くことにより，連鎖的に起こっている体の変化は，数年程度の治療により改善する可能性があり，改善した状態で塩分を制限するなどの生活改善を行えば，高血圧の再発が予防される，という可能性がこうした知見から示唆されるのです．

海外文献から読み解く

2001年の『The American Journal of Hypertension』に,「A Systematic Review of Predictors of Maintenance of Normotension After Withdrawal of Antihypertensive Drugs」と題された文献が掲載されています．これは前述の『JAMA』の論文とほぼ同じことを，2001年の時点で再度行ったものです．つまり，その時点までの主だった論文を解析して，降圧剤の中断の可否とその影響を考察しています[4]．

文献をまとめて解析すると，トータルでは42％の患者さんが，特に生活改善などの指導はなく，降圧剤中止後少なくとも1年間，正常血圧が持続しています．中止後の血圧の再上昇は，主に中止後半年以内に多く認められています．

『JAMA』の論文より，正常血圧の維持された率が高いのは，1990年以降に発表された論文において，その成績が良くなっているからです．

この主な理由は，治療薬の主体が，長時間型のカルシウム拮抗薬やACE阻害剤へとシフトしたことによるのではないか，と想定されます．前述のように，ACE阻害剤の使用により，心肥大などが改善して体の状態がより早くリセットされた，という可能性がありますし，長時間持続型のカルシウム拮抗薬は，安定したマイルドな降圧作用を呈するので，中断後の血圧上昇も，急激には起こらない可能性が高いからです．また，以前であればあまり治療の対象とならなかった，収縮期が140 mmHgを少し超える程度の軽症高血圧が，降圧剤治療の対象となるケースが多くなったことも原因の1つと考えられます．前述のように，軽症高血圧では治療中断後も正常血圧が維持される比率が高いからです．

この文献の解析においては，治療前の血圧がそれほど高値ではなく，中止時の降圧剤の種類や用量が少なく，臓器障害はないかあっても軽度で，塩分制限や体重管理が薬剤中止後も維持されているケースで，成功例が多いと考察されています．

論文の最後には，薬剤中止のアルゴリズムが示されています．
それによれば，治療前の拡張期血圧が100 mmHg未満で，単

独の降圧剤により，収縮期血圧が 140 mmHg 未満，拡張期血圧が 90 mmHg 未満にコントロールされ，中止後の定期的な血圧測定と，生活改善の努力の継続に，同意された患者さんにおいては，降圧剤の中止が検討されて良い，というように記載されています．

　これはおおむね妥当な結論のように思います．

　このアルゴリズムにおいて，治療前の拡張期血圧が指標となっているのは，1980 年代以前には，拡張期の血圧が収縮期より患者さんの予後に影響する，という考え方が強く，そのため血圧の重症度を拡張期血圧の数値で判断する，臨床試験が多かったためです．最近ではもっぱら血圧の重症度は収縮期血圧が主な指標となっていて，このあたりは時代によって変遷があり，必ずしも確たる見解が固まっていないと思います．

　さて，最初にご紹介した『JAMA』の論文においては，高齢であることが，降圧剤の中止を困難とする 1 つの理由である，との見解が示されていました．これは高齢者においては，上記のアルゴリズムは適応されない可能性を示唆するものです．

　その点について単独の集団で検証した論文が，2002 年の『British Medical Journal』に掲載されています．題名は「Predictors of normotension on withdrawal of antihypertensive drugs in elderly patients : prospective study in second Australian national blood pressure study cohort」です[5]．

　これはオーストラリアにおいて，65 〜 84 歳の 503 名の高血圧の患者さんを対象として，降圧剤を中止後 1 年間の経過観察を行った臨床研究です．対象となった患者さんは，薬剤中止後 2 週間は正常血圧を維持していた人に限定されています．

　その結果，36％の患者さんが 1 年間正常血圧を維持し，54％の患者さんは再び高血圧に戻りました．残りは何らかの要因で経過が不明であったり，病気で死亡されたりした方です．

　どのような患者さんが正常血圧を維持したのかを解析すると，治療前の収縮期血圧が低く，治療中の収縮期血圧も低いほど成功率が高く，年齢は 65 〜 74 歳の方が，それより高齢の患者さんよりも成功率が高い，という結果になりました．

> **Check**
>
> ほぼ想定内の結論ですが，75歳以上の高齢者では，血圧の変動が大きく，降圧剤の中止はより困難であると，考えておいたほうが良さそうです．
>
> この文献以降，この分野の業績では，特に追加するようなものは見当たらないようです．

それでは筆者の診療所におけるデータを次に紹介します．

降圧剤中止の自験データ

2009〜2011年までの3年間に診療所にかかられていた高血圧の患者さんのうち，年齢が50歳以上で2年間以上の継続的治療歴をもち，その時点と前後2ヵ月間の診察室血圧が収縮期で120 mmHg未満であった50名を無作為に25名ずつの2つの群に分け，一方はそのまま処方を継続し，もう一方は投薬を中止してその後の経過を観察しました．心筋梗塞や後遺症を残す脳卒中をきたした患者さんは除外しています．中止した群では最初の2ヵ月は1ヵ月ごと，その後は2ヵ月ごとに1年間の経過観察を行いました．継続群では1〜2ヵ月ごとの経過観察を継続しています．

その結果，治療継続群では25名全員が（140/90）未満の正常血圧を1年間維持していましたが，治療中止群では25名中20名が正常血圧を維持し，2名は途中で受診をされなくなり，残りの3名は高血圧を再発して治療を再開しました．

治療を再開した3名の内訳は，1人が84歳の男性で，ラクナ梗塞がMRI上確認されています．治療開始時の血圧は収縮期が164 mmHgで拡張期が96 mmHgです．治療中止後1ヵ月で血圧が上昇し，めまいも伴ったため，すぐに処方を再開しています．

2人目は62歳の女性で合併症は特にありませんが，処方開始時の血圧が収縮期190 mmHgで拡張期110 mmHgと重症の高血圧の基準を満たしていました．処方を開始するとすぐに血圧は

正常化しましたが，ほとんどの期間で収縮期血圧が120代かそれ未満になったものの，時々やはり大きな変動のみられる傾向がありました．中止前の2ヵ月は安定していましたが，中止2ヵ月後に発作的な上昇をきたして，処方を再開しました．

3人目は55歳の男性で，処方開始時の血圧は収縮期155 mmHgで拡張期92 mmHgでしたが，BMI 25.2と肥満の傾向があり，処方中止後3ヵ月で12 kgの体重増加をきたして，それに伴い血圧が上昇して処方を再開しました．

> **Check** このように，おおむねこれまでの文献と同様に，治療開始時の血圧が高く変動が大きく，高齢で臓器障害があったり，体重増加があると高血圧は再発しますが，そうでなければ，2年程度血圧が安定していれば，中止を選択肢として考えても良いように思います．

それでは，自験例の解析およびこれまでの知見をもとにして，筆者なりの降圧剤中止の基準を提示したいと思います．

筆者流降圧剤中止ガイドライン

本態性高血圧症の成人患者さんにおいて，ACE阻害剤単独（副作用等で使用困難であればARBも可）もしくはカルシウム拮抗薬との併用で，最低半年，通常は2年以上の治療を行い，単剤の最小用量まで減量しても，3ヵ月以上正常血圧（上が140 mmHg未満，下が90 mmHg未満）が維持されていれば，いったん薬剤の中止を検討します．もちろん個別の基礎疾患があれば，そのガイドラインにも留意しますが，現実的には複雑怪奇なことになるので，筆者自身は現時点では中止時の正常血圧は，上が130 mmHg未満を1つの基準としています．そうであれば，基礎疾患にかかわらずに中止を考慮し，それを超えていれば，基礎疾患を考慮しての判断になります．

●降圧剤としての利尿剤の併用は可ですが，代謝系への影響が大

きいので，心不全がなければ原則半年以内の使用に留め，単剤で残すことはしないようにします．
- ●心臓のエコー検査は可能であれば施行し，左室肥大がなく，左室流入圧が正常であれば，より中止の妥当性は高まります．血圧の変動が大きな患者さんでは，より慎重な検討を要します．
- ●中止の場合は，直後2ヵ月までは1ヵ月ごとに，その後は2ヵ月ごとの経過観察を1年間は継続します．その間体重管理と減塩の指示は，血圧測定とともに重点をおきます．そして，1年が経過して血圧の再上昇がなければ，それ以降は1年に一度の経過観察に移行します．
- ●すべての患者さんで治療開始時の血圧値が確認できるわけではありませんが，初診医ではなく記録が残ってはいなくても，患者さんは血圧値を覚えていることが多いものです．その血圧値が収縮期 180 mmHg 以上もしくは拡張期 110 mmHg 以上の場合には，リスクが高いので中止にはより注意を払います．
- ●また，75歳以上の高齢者の場合には，動脈硬化の進行により血圧の変動が大きく，治療中止後の再発のリスクが高いので，これも注意が必要です．
- ●ただ，だからといってそうした患者さんを別個に扱う必要はなく，中止を判断する正常血圧の維持期間を，半年とより長く設定し，中止後の経過観察も，半年は1ヵ月ごとに行えば良いのです．

まとめ（図2）

- すべての高血圧の患者さんで降圧剤が中止できるわけではなく，少なく見積もっても半数の患者さんでは継続的治療が必要となります．それでも中止の可能な患者さんが，少なからずいることは事実で，その成功率は適切な管理と，これまでの多くの知見からの予測で，高めることが可能です．
- 降圧剤が中止できると聞けば，治療を受けているすべての患者さんは喜びます．しかし，その成功率を上げるためには，減塩や体重の維持など，患者さんにも努力を継続してもらう必要があります．つまり，患者さんとの人間同士の信頼関係が，成功の秘訣の1つでもあるのです．
- こうした降圧剤のやめ方の技術は，一般の臨床医の腕の見せどころでもあると思います．患者さんの笑顔のために，その技術に磨きをかけることが，診療レベル全体の向上にも，繋がることになるのではないでしょうか？
- 最後に1点補足するべき点があります．
  高血圧の治療の目的は，最初に述べたように血圧そのものの低下ではなく，心筋梗塞や脳卒中の発症予防にあります．「降圧剤の始め方」の項で示したように，血圧値と予防とがリンクしていること自体はほぼ間違いのない事実ですが，降圧剤の中断により，その予防効果にどのような影響が出るのかについては，現時点で信頼のおけるデータは存在していません．
- つまり，降圧剤を中断することにより，血圧値は正常に保たれていても，患者さんの生命予後には悪影響がある，という事態も否定はできないのです．
- 血圧が正常化している以上，これまでの知見からいって，それで生命予後が悪化するという事態は考えにくいのですが，完全にそれが否定されたものではない，ということは常に念頭において，医師たちは慎重に中止の可否を判断する必要があると思います．

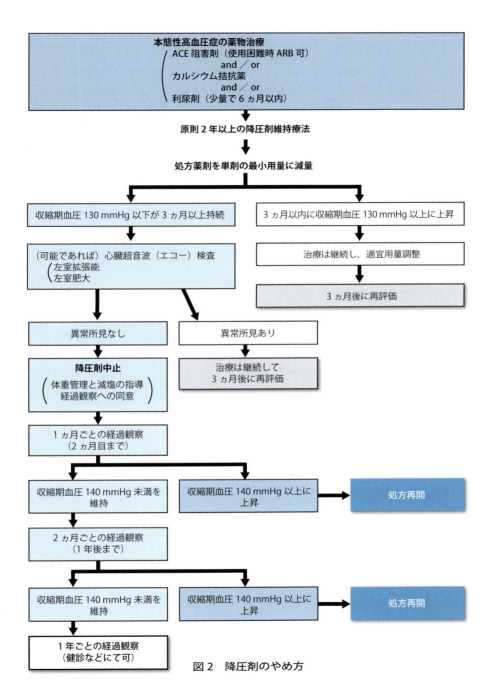

図2　降圧剤のやめ方

文 献

1) Schmieder RE, Rockstroh JK, Messerli FH：Antihypertensive therapy. To stop or not to stop?. JAMA 265(12)：1566-71, 1991.
2) Stamler R, Stamler J, Grimm R, et al.：Nutritional therapy for high blood pressure. Final report of a four-year randomized controlled trial—the Hypertension Control Program. JAMA 257(11)：1484-91, 1987.
3) Langford HG, Blaufox MD, Oberman A, et al.：Dietary therapy slows the return of hypertension after stopping prolonged medication. JAMA 253(5)：657-64, 1985.
4) Nelson M, Reid C, Krum H, et al.：A systematic review of predictors of maintenance of normotension after withdrawal of antihypertensive drugs. Am J Hypertens 14(2)：98-105, 2001.
5) Nelson MR, Reid CM, Krum H, et al.：Predictors of normotension on withdrawal of antihypertensive drugs in elderly patients：prospective study in second Australian national blood pressure study cohort. BMJ 325(7368)：815, 2002.

第3章
コレステロール降下剤の始め方・やめ方

第3章　コレステロール降下剤の始め方・やめ方

コレステロール降下剤の始め方

Point
- ☑ 「ACC/AHA ガイドライン」におけるスタチン使用法
- ☑ 日本の「動脈硬化性疾患予防ガイドライン」の問題点
- ☑ コレステロール降下剤の選択と使用法

背　景

　コレステロールを薬で下げるべきか，という点については，多くの議論があります．現行の日本の臨床の基準は，**「動脈硬化性疾患予防ガイドライン 2012 年版」**[1]に示されていますが，その前提となっている LDL コレステロール 140 mg/dL 以上を高 LDL コレステロール血症とする，という基準自体についても，2014 年の 4 月には，日本人間ドック学会が，これまでとは明確に異なる数値を基準値案として設定して，大きな議論となりました[2]．さらには，2013 年の 11 月に米国心臓病学会（ACC）と米国心臓病協会（AHA）が，**「心臓病の予防のためのガイドライン（ACC/AHA ガイドライン）」**を改訂し，スタチンの使用においては，LDL コレステロールの治療の目標値を設定しないという，それまでとはまったく異なる方針を発表して，欧米でも大きな議論となっています[3]．
総コレステロール値と LDL コレステロール値の上昇が，心筋梗塞などの心疾患を増加させることは間違いがありません．その心疾患の増加が，スタチンによるコレステロール降下療法により，一定レベル抑制されることも間違いのない知見です．しかし，スタチン以外の治療薬においても，スタチンと同等の効果が得られるかどうかについては，現在未解決の問題として残されています．
　2005 年の『Lancet』に掲載されたメタ解析の論文では，スタチンに関

する 14 の介入試験の結果として，5 年以上継続的に 38.7 mg/dL LDL コレステロールをスタチンで低下させることにより，虚血性心疾患のリスクが 23％低下する，というデータが得られています[4]．しかし，これはあくまでスタチンを使用して治療した場合の結果なのです．

スタチンにはコレステロール降下作用以外に，抗炎症作用があり，それが動脈硬化の進行抑制に繋がっている，という見解があります．そのため，他のコレステロール降下剤とはその治療効果は異なる可能性があるのです．それのみならず，血管内皮障害を改善し，NO（一酸化窒素）の効果を高め，抗酸化作用も併せもつという報告すらあります．コレステロールの合成系と免疫系には関連のあることは事実で，2015 年の『Science』の報告でも，コレステロールの代謝酵素の 1 つであるコレステロール 25 水酸化酵素は，主に免疫細胞のマクロファージに強く発現していて，代謝産物の 25 水酸化コレステロールが増加すると，それが炎症性のサイトカインの一種である，インターロイキン 1β の産生をブロックする，という知見が報告されています[5]．しかし，スタチンの使用により，免疫系に実際にどのような影響が起こるのか，という点については明確な結論は得られていません．

いずれにしても，コレステロールに目標値を設定して低下させても，スタチンの予防効果とは一致しない，という見解が根強くあります．

ただ，2015 年の『The New England Journal of Medicine』の論文では，エゼチミブ【商品名 ゼチーア】を高用量スタチンに上乗せしたところ，LDL コレステロール値がより低下することにより，7 年間で心血管疾患のリスクが上乗せで 2％低下した，という結果が得られています[6]．

これは，通常量のスタチンを使用中であっても，より LDL コレステロール値を低下させることにより，心血管疾患のリスクを低下させることができることを初めて明確に示したデータです．

つまり，スタチンと同等とはいいきれませんが，スタチンを使用しないでコレステロールを低下させることにも，一定の意義があることは間違いないのです．

スタチンとエゼチミブとの併用を，筆者はコレステロール降下療法の柱として使用していますが，その一定の根拠となるデータということが

できます.

　なぜスタチンとエゼチミブとの併用に意義があるのかといえば，スタチンは有用な薬剤である一方で，多くの副作用や有害事象のある薬剤でもあるからです．スタチンは筋肉細胞を不安定にして，比較的高率に筋融解をもたらします．その多くは軽症のため，CPK（クレアチンホスホキナーゼ）がやや上昇していても，スタチンの使用は続行されることが多いのですが，個人的にはその判断は疑問に思います．また，高強度のスタチンが，新規の糖尿病の発症リスクを増加させることも，ほぼ実証された事実です．糖尿病は心血管疾患の最大のリスク因子ですから，このことの意味合いは実際にはかなり大きいのです．スタチンには一部の癌のリスクを増加させたり，急性の認知機能低下をきたすという報告もあります．こうした有害事象は，おおむねスタチンが高強度のものになり，その用量が多くなるほど，その頻度は高くなる傾向にあります．その一方で米国のガイドライン上，高強度のスタチン以外では心血管疾患の予防効果は確認されていないのです．

　仮にスタチンの使用自体が予防効果の根幹であるとすれば，多少の有害事象や副作用があっても，スタチンの使用を継続することがより重要だ，ということになります．しかし，エゼチミブのスタチンへの上乗せで，コレステロールの降下に伴う予防効果が相加的にあった，ということになれば，スタチンを減量してエゼチミブを併用する，というオプションが一定の蓋然性（がいぜんせい）をもつ，ということになるわけです．

　現状のスタチン以外の心血管疾患予防目的のコレステロール降下療法のオプションとしては，このエゼチミブ以外に，EPA（エイコサペンタエン酸）の使用があります．コレステロールの降下作用はわずかですが，動物実験レベルでは動脈硬化の進行を予防するとする一定の知見があり，2007年に発表された有名な「JELIS研究」において，スタチンに上乗せすることにより，心血管疾患の発症をほぼ2割低下させたというデータがあります[7]．ただ，世界的にはサプリメントの扱いで，その後に「JELIS研究」に匹敵するデータの発表はありません．

　それから注射の新薬としてPCSK9阻害剤がありますが，まだその効果は未知数で，その適応はスタチンへの上乗せ使用に限られています．ただ，

2016年4月の『JAMA』に掲載された，スタチンで筋肉系の有害事象のあった患者に対して，エゼチミブとPCSK9阻害剤を比較した研究では，PCSK9阻害剤がより有用であった，という結果になっています[8]．こうした知見をもとに，今後PCSK9阻害剤のスタチン不応に対する適応が拡大する可能性はあります．

本項ではまず，どのレベルの高コレステロール血症を治療するべきか，という問題から，現時点でのその場合の選択肢と薬の始め方を概説します．

どのような場合に薬でコレステロールを下げるべきか？

2013年に発表された「**ACC/AHAガイドライン**」においては，動脈硬化性心血管疾患の既往があれば，年齢が75歳以下では高強度のスタチン治療の適応となり，75歳を超えると中強度のスタチンの治療適応となります．既往のない場合，つまり一次予防では，血液中のLDLコレステロールが190 mg/dL以上であれば，それだけで高強度スタチンの適応，190 mg/dL未満では糖尿病があるかどうかと，年齢が40〜75歳であるかで区分し，どちらかに当てはまれば，中強度スタチンの適応となります．そのいずれにも当てはまらない場合には，その後10年間の動脈硬化性心血管疾患のリスクを算出し，それが7.5％以上であれば中強度から高強度のスタチンの適応となり，それ未満であれば適応外となります．

以上を図示したものが**図1**です．

10年間の心血管疾患リスクというのは，有名な大規模疫学データである，「フラミンガム研究」を活用して決定されています．これは性別，総コレステロール，年齢，HDLコレステロール，収縮期血圧をもとにして，そのリスクを計算するものです．**図2**が概要です．

このガイドラインの特徴は，コレステロール値にかかわらず，

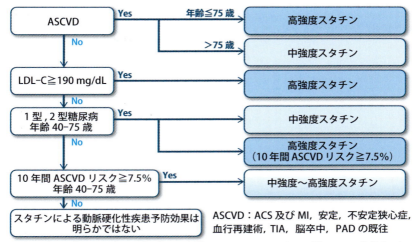

ASCVD：atherosclerotic cardiovascular disease, ACS：acute coronary syndrome, MI：myocardial infarction, TIA：transient ischemic attack, PAD：peripheral artery disease

図1　動脈硬化性疾患予防のためのスタチン治療の推奨
〔Stone NJ, et al.：J Am Coll Cardiol.（2013），doi：10.1016/j.jacc.2013.11.002, Stone NJ, et al.：Circulation. 2013 Epub Nov. 12 2013 doi：10.1161/01.cir.0000437738.63853.7a より引用改変〕

　一定の要件を満たす人にはスタチンによる治療を推奨している，ということです．この基準のもとになっているのは，2012年の『Lancet』に掲載されたメタ解析の論文です[9]．この論文では，これまでの多くの臨床試験のデータを解析した結果として，ベースラインの脂質レベルにはかかわりなく，スタチンの治療により動脈硬化性心血管疾患のリスクは20％程度低下する，という結果が得られています．また，2013年以前のガイドラインでは低リスクとされていた，将来の5年間の心筋梗塞発症リスクが10％未満の状態であっても，スタチン治療には一定の予防効果がある，という知見も報告されています．

　こうした知見をもとにして，この2013年のガイドラインでは，その治療においてもコレステロールの目標値が設定されていません．通常の日本の治療では，ある程度定期的に血液検査をしてコレステロールを測定し，目標に達しているかどうかを確認するのが一般的ですが，このガイドラインの考えでは，必ずしもそうした確認は必要とされていないのです．スタチンはアスピリンなどと同じように，

Table B1. Estimate of 10-Year Risk for **Men** (Framingham Point Scores)

Age, y	Points
20-34	−9
35-39	−4
40-44	0
45-49	3
50-54	6
55-59	8
60-64	10
65-69	11
70-74	12
75-79	13

Total Cholesterol, mg/dL	Points				
	Age 20-39y	Age 40-49y	Age 50-59y	Age 60-69y	Age 70-79y
<160	0	0	0	0	0
160-199	4	3	2	1	0
200-239	7	5	3	1	0
240-279	9	6	4	2	1
≧280	11	8	5	3	1

	Points				
	Age 20-39y	Age 40-49y	Age 50-59y	Age 60-69y	Age 70-79y
Nonsmoker	0	0	0	0	0
Smoker	8	5	3	1	1

HDL, mg/dL	Points
≧60	−1
50-59	0
40-49	1
<40	2

Systolic BP, mmHg	If Untreated	If Treated
<120	0	0
120-129	0	1
130-139	1	2
140-159	1	2
≧160	2	3

Point Total	10-Year Risk, %
<0	<1
0	1
1	1
2	1
3	1
4	1
5	2
6	2
7	3
8	4
9	5
10	6
11	8
12	10
13	12
14	16
15	20
16	25
≧17	≧30

Table B2. Estimate of 10-Year Risk for **Women** (Framingham Point Scores)

Age, y	Points
20-34	−7
35-39	−3
40-44	0
45-49	3
50-54	6
55-59	8
60-64	10
65-69	12
70-74	14
75-79	16

Total Cholesterol, mg/dL	Points				
	Age 20-39y	Age 40-49y	Age 50-59y	Age 60-69y	Age 70-79y
<160	0	0	0	0	0
160-199	4	3	2	1	1
200-239	8	6	4	2	1
240-279	11	8	5	3	2
≧280	13	10	7	4	2

	Points				
	Age 20-39y	Age 40-49y	Age 50-59y	Age 60-69y	Age 70-79y
Nonsmoker	0	0	0	0	0
Smoker	9	7	4	2	1

HDL, mg/dL	Points
≧60	−1
50-59	0
40-49	1
<40	2

Systolic BP, mmHg	If Untreated	If Treated
<120	0	0
120-129	1	3
130-139	2	4
140-159	3	5
≧160	4	6

Point Total	10-Year Risk, %
<9	<1
9	1
10	1
11	1
12	1
13	2
14	2
15	3
16	4
17	5
18	6
19	8
20	11
21	14
22	17
23	22
24	27
≧25	≧30

図2　米国の心血管疾患の算定基準

〔Executive summary of the third report of the national cholesterol education program (NCEP) expert panel on detection, evaluation,and treatment of high blood cholesterol in adults (Adult Treatment Panel Ⅲ). JAMA 1285 (19)：2497, 2001 より引用〕

使用すること自体に意義があるのであって，コレステロールの値がその治療によりどう変化したのかは，特に問題にはならないのです．

▶日本のガイドラインではどのように記されているか

　一方で現行の日本のガイドラインはどうなっているのでしょうか？

　2012年4月に発表された「**動脈硬化性疾患予防ガイドライン2012年版**」では，まずLDLコレステロールが140 mg/dL以上を脂質異常症として定義するところから始まります．次に冠動脈疾患の既往がある場合には，二次予防としてLDLコレステロールを100 mg/dL未満とすることが目標となります．既往のない場合には，糖尿病，末梢性血管疾患，慢性腎臓病，非心原性脳梗塞があれば，LDLコレステロール120 mg/dL未満が目標値となります．それからは，日本独自のリスク区分を使用します．これは，「NIPPON DATA80」という疫学データを活用するものです．

　「NIPPON DATA80」では，10年間の冠動脈疾患による死亡確率（絶対リスク）を，年齢と収縮期血圧，総コレステロール値により計算し，その絶対リスクが0.5％未満と0.5〜2.0％未満，2.0％以上で3つのグループに分類しています（**図3**）．

　日本の指標は基本的に冠動脈疾患のみの，しかも死亡確率を算出している，という点が特徴です．本来，予防的な介入の指標としては，イベントの発症率で比較することが望ましいと考えられますし，米国の指標はそうした方針をとっているのですが，同じようなデータが日本には存在しないので，止むを得ずこうした基準が使用されているのです．

　しかし，実際には日本においては，冠動脈疾患より脳卒中の罹患率のほうが高いのですから，このデータでコレステロール降下療法の可否を判断するというのは，ちょっと問題があるような気がします．

　2016年5月に，国立がん研究センターと藤田保健衛生大学などの研究チームは，日本を代表する大規模疫学データである多目的コホート研究（JPHC Study）をもとにした，新たな日本人の心血管疾患の発症リスクの計算システムをネットで公開しました[10]．これは「フラミンガム研究」のスタイルに近いもので，専用の計算ソフトに，血圧やコレステロールの数値を入力すると，40〜69歳の男女

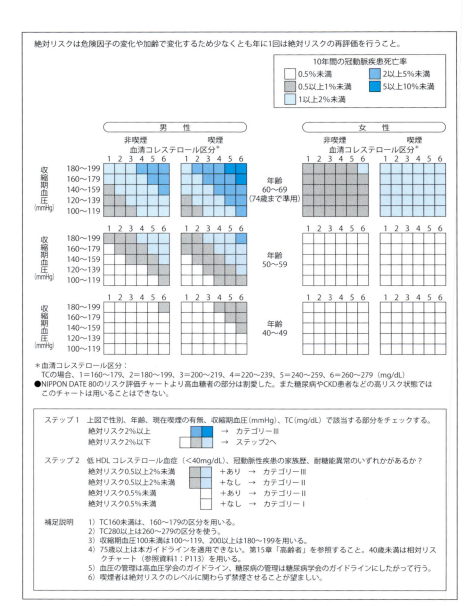

図3 冠動脈疾患絶対リスク評価チャート（一次予防）
（日本動脈硬化学会 編：動脈硬化性疾患予防ガイドライン2012年版．p16, 2012 より引用）

で，これまでに心筋梗塞や脳卒中を発症したことがない人が，今後10年間に心筋梗塞と脳卒中（脳梗塞）を発症する確率を個別に計算するものです．

ただ，この計算ソフトで算出される数値は，「フラミンガム研究」のものよりおおむね低く算出され，どのようにスタチン治療などの適応に活用するべきかの，指針のようなものは現時点では存在していません．今後はおそらくこのデータが，日本のガイドラインでは活用される流れになると思われますが，2016年5月の段階ではまだ活用できる段階ではありません．

それでは，「フラミンガム研究」のデータを，日本人にそのまま活用することには，問題があるのでしょうか？

確かに人種差はありますし，心血管疾患の個々の罹患率も異なりますから，まったく同一に判断できるとはいえません．しかし，2015年の『BMJ Open』に掲載された論文では，マレーシアでの検討において，「フラミンガム研究」のリスク管理のデータが，問題なく活用可能であった，という結論になっています[11]．

したがって，現状の筆者の見解としては，不十分な「NIPPON DATA80」を活用するよりも，「フラミンガム研究」のデータを活用したほうが，日本人においても，現状はより問題が少ないのではないか，と思います．10年間の心血管疾患リスクが7.5％を超えていれば，スタチンの使用を検討する，という方針が適切ではないでしょうか．

2016年の5月の『The New England Journal of Medicine』に，「HOPE3」と題された大規模臨床試験の結果が発表されました．これは男性は55歳以上，女性は65歳以上で，1つ以上の心血管疾患リスク（ウエスト／ヒップ比による内臓肥満，HDLコレステロールの低値，喫煙歴，耐糖能異常，心血管疾患の家族歴，軽度腎機能低下）がある場合と，女性で60歳以上で上記のうち2つ以上のリスクのある場合が対象となっています．

こうした対象者にロスバスタチンを1日10 mgという比較的低用量で使用したところ，一次予防としての有効性が確認されています．

この研究においては，プラセボ群で5年余の観察期間に，5.7％に心血管疾患が発症していて，それがロスバスタチンにより25％抑制されています[12]．この対象者の適応基準を，スタチンの適応として活用することも，今後は検討に値すると思います．

コレステロール降下剤の選択とその開始

さて，基本的に米国の「ACC/AHA ガイドライン」をもとにして，コレステロール降下療法の可否を決定します．次に問題になるのは，どのような薬物療法を選択するべきか，ということです．

米国の「ACC/AHA ガイドライン」においては，高強度〜中強度のスタチンのみが，選択肢として提示されています．具体的には，アトルバスタチンで1日40〜80 mg，ロスバスタチンで1日20（40）mg が高強度．アトルバスタチンで10（20）mg，ロスバスタチンで10（5）mg，プラバスタチンで40（80）mg，シンバスタチンで20〜40 mg，ロバスタチンで40 mg，フルバスタチンで80 mg，ピタバスタチンで（2〜4）mg が，中強度スタチンという分類になっています（カッコ内の数値はRCTのデータがないものです）．

基本はこれをベースにして治療薬の選択を行います．

ただ，スタチンには多くの副作用や有害事象があり，その点については，ガイドラインより慎重に考えるのが，日本の臨床においては妥当ではないかと思います．

▶スタチンのどの薬を選択するか（図4）

まずスタチンのうちどの薬を選択するかについてですが，原則はエビデンスの豊富な，高強度のスタチンである，アトルバスタチンかロスバスタチンを選択します．ただ，使用量については，日本の保険診療の規定上，アトルバスタチンは40 mg が，ロスバスタチンは20 mg に制限されています．しかも，高用量は家族性の高コレステロール血症に限定されています．

現状ではアトルバスタチンの1日10 mg かロスバスタチンの1日5 mg から使用を開始，1ヵ月後に採血を行って，有害事象の有

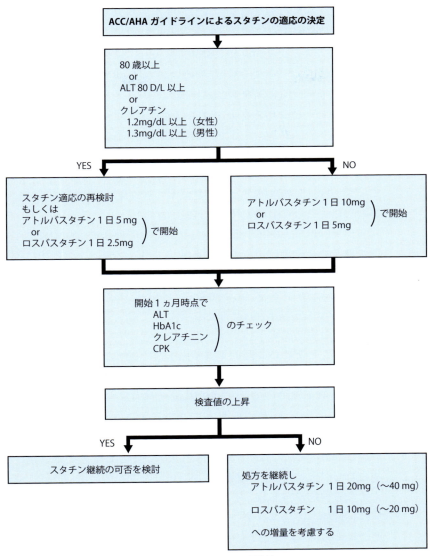

図4 スタチンの開始法
(日本動脈硬化学会ホームページを参考に作成. http://www.j-athero.org/)

無を確認するとともに，用量調節を行います．これはそれほど細かくコレステロール値を調節するという意味ではなく，CPKやALT（ア

ラニンアミノトランスフェラーゼ）の上昇など，有害事象のチェックが主な目的です．

プラバスタチンとシンバスタチンはより古いスタチンで，その安全性を含めて，データの蓄積が豊富なのが利点です．ただ，現状では明確にそれ以降のスタチンより優れている，という根拠は乏しいと思います．ピタバスタチンは 1 日 4 mg まで使用でき，日本で使用頻度の多いスタチンですが，海外では使用経験が少ないという点が欠点です．

スタチンを使用する際に，有害事象との関連で一番注意するべきポイントは，肝機能障害と腎機能低下，筋肉痛などの症状と CPK 上昇の有無，そして耐糖能異常の有無です．

スタチンは基本的に肝臓代謝の薬剤で，肝硬変では血中濃度が著増するため，中等度以上の肝機能障害では，スタチンの使用は控えるべきだと考えられています．どの程度の状態から使用を控えるべきか，という点については，明確なことがあまり書かれていませんが，おおむね ALT が基準値の上限の 2 倍以上では，処方を控えることが望ましいと思います．

もちろんヒアルロン酸の上昇や血小板の低下など，肝臓の線維化の可能性が疑われれば，ALT は正常範囲でもその使用は控えます．

腎機能低下については，透析患者を含めて，スタチンの使用は基本的には安全と考えられています．ただ，2016 年の『Lancet Diabetes & Endocrinology』のメタ解析のよると，eGFR が 30 mL/min/1.73 m² 未満では，その心血管疾患予防としての有効性は，確認されていません[13]．腎機能障害時は筋肉関連の合併症は起こりやすくなる可能性があり，その点には注意が必要です．プラバスタチンは腎排泄主体のスタチンのため，原則腎機能低下の患者では，使用を控えることが望ましいと思います．

筋肉痛や筋脱力などの筋肉系の症状と CPK 値の上昇は，スタチンの使用において，もっとも頻度の高い有害事象です．初期のスタチンであるプラバスタチンは，腎排泄が主体の薬剤であったため，腎不全の患者において，横紋筋融解症の発症が多くみられました．ただ，それ以降の肝臓排泄主体のスタチンでは，CPK が軽度（正常上

限の2倍以内）上昇することはしばしばみられても，横紋筋融解症のような病態を示すことは，きわめて稀と考えられています．

　筋肉痛があっても，CPKの上昇がなければ，スタチンの副作用ではない，という見解がありますが，これは誤りで，実際には多くの再現性があり，スタチンにより誘発されたことがほぼ確実な症状の半数においては，CPKの上昇は認められていません．逆にCPKが上昇していても，筋肉痛などの症状は何もないこともあります[8]．

　軽度のCPK上昇であれば，スタチンの使用は継続可能，という考え方が一般的です．ただ，スタチンによるCPK上昇が認められるということは，筋肉細胞が壊れやすい状態にあることは間違いがなく，個人的にはその判断は疑問です．その時点では大きな問題がなくても，併用薬や体調の変化などにより，病状が悪化する可能性があるからです．そのため，患者が不快に感じるような筋肉の症状があったり，正常上限を超えるCPK上昇が認められた場合には，いったんスタチンの使用を中止して，症状の改善やCPKの低下が，確認できるかどうかを慎重に観察する必要があると思います．

　症状の改善が認められた場合には，1ヵ月ほどの観察期間をおいたうえで，患者さんの同意が得られれば，再度スタチンの使用を試みます．これまでのデータにより，おおむね半数の患者さんでは，スタチンを再開しても症状が再現されないことがわかっています[8]．

　スタチンによる耐糖能の低下は，薬剤間で差があるとする複数のデータがありますが，遺伝子関連の解析では，HMGCR自体と関連があると想定されていて[14]，薬剤間の差はなく，単純にスタチンの強度によって決まる，と考えたほうが妥当です．すでに2型糖尿病を発症している患者における，スタチンの有用性は確立されているので，その使用には問題はありません．ただ，糖尿病を発症していないか，前糖尿病の状態にある患者では，スタチンの使用により糖尿病の発症するリスクが存在することを想定して，スタチンの使用の適否を検討する必要があります．

▶スタチンを使用中に耐糖能が悪化した場合

　スタチンを使用中に，耐糖能が悪化した場合には，どうすれば良

いのでしょうか？

　スタチンの中止により耐糖能が改善したという報告はほとんどなく，その点での指針はありませんが，個人的には他の誘因なく 0.5 を超えて HbA1c が上昇し，それが 3 ヵ月後にも持続した場合には，いったんスタチンを中止して経過をみることが，多くの場合妥当ではないかと思います．

　他に頻度の低い有害事象ですが，スタチンの使用後に，急性の記憶障害や認知機能低下が出現することが報告されています．その症状は特に高強度のスタチンの開始後や増量時に起こりやすく，数ヵ月後の発症が多いのですが，数日以内に起こることもあり，また数年間使用した後に起こることもあります[15]．多くの事例ではスタチンの中止により症状は改善しているので，スタチンの使用時に，数時間の記憶がとぶようなタイプの記憶障害や，認知症を思わせるような症状が，比較的急激に出現した場合には，早期にいったんはスタチンを中止して様子をみることが必要です．

まとめ

- 心血管疾患の二次予防におけるスタチンの使用の意義と有効性は確立されていますが，一次予防をどうするべきかにはまだ多くの議論があります．
- 2013 年に改訂された「ACC/AHA ガイドライン」においては，一定のリスクのある人には，コレステロール値にかかわらずスタチンの使用を行うという，これまでにない考え方が盛り込まれました．現状，日本のガイドラインには不備が多く，「ACC/AHA ガイドライン」を一部変更して使用するのが，妥当な判断ではないかと思われます．
- スタチンには，その多くは軽微なものではありながら，多くの有害事象があり，使用にあたってはそこに最大限の注意を払うことが重要です．スタチンが使用困難な事例では，エゼチミブもしくは PCSK9 阻害剤の使用を検討しますが，まだその位置づけは未確定です．

文　献

1) 日本動脈硬化学会 編：動脈硬化性疾患予防ガイドライン2012年版．2012．
2) 日本人間ドック学会・健康保険組合連合会；検査基準及び有用性に関する調査研究小委員会：新たな健診の基本検査の基準範囲；日本人間ドック学会と健保連による150万人のメガスタディー．2014年4月4日人間ドック学会プレスリリース資料．
3) Stone NJ, Robinson JG, Lichtenstein AH, et al.：2013 ACC/AHA guideline on the treatment of blood cholesterol to reduce atherosclerotic cardiovascular risk in adults：a report of the American College of Cardiology/American Heart Association Task Force on Practice Guidelines. Circulation129：Suppl 2：S1-S45, 2014.
4) Baigent C, Keech A, Kearney PM, et al.：Efficacy and safety of cholesterol-lowering treatment：prospective meta-analysis of data from 90,056 participants in 14 randomised trials of statins. Lancet 366：1267-78, 2005.
5) Reboldi A, Dang EV, McDonald JG, et al.：Inflammation. 25-Hydroxycholesterol suppresses interleukin-1-driven inflammation downstream of type Ⅰ interferon. Science 345(6197)：679-84, 2014.
6) Cannon CP, Blazing MA, Giugliano RP, et al.：Ezetimibe added to statin therapy after acute coronary syndrome. N Engl J Med 372(25)：2387-97, 2015.
7) Yokoyama M, Origasa H, Matsuzaki M, et al.：Effects of eicosapentaenoic acid on major coronary events in hypercholesterolaemic patients (JELIS)：a randomized open-label, blinded endpoint analysis. Lancet 369(9567)：1090-8, 2007.
8) Nissen SE, Stroes E, Dent-Acosta RE, et al.：Efficacy and tolerability of Evolocumab vs Ezetimibe in patients with mustle-related statin intolerance：the GAUSS-3 ranndomized clinical trial. JAMA 315(15)：1580-90, 2016.
9) Cholesterol Treatment Trialists' (CTT) Collaborators. The effects of lowering LDL cholesterol with statin therapy in people at low risk of vascular disease：meta-analysis of individual data from 27 randomised trials. Lancet 380(9841)：581-9, 2012.
10) 循環器疾患リスクチェック．http://www.fujita-hu.ac.jp/~deppub/risk.html
11) Chia YC, Gray SY, Ching SM, et al.：Validation of the Framingham general cardiovascular risk score in a multiethnic Asian population：a retrospective cohort study. BMJ Open 5(5)：e007324, 2015.
12) Yusuf S, Bosch J, Dagenais G, et al.：Cholesterol lowering in intermediate-risk persons without cardiovascular disease. N Engl J Med 374(21)：2021-31,

2016.
13) Cholesterol Treatment Trialists' (CTT) Collaboration：Impact of renal function on the effects of LDL cholesterol lowering with statin-based regimens：a meta-analysis of individual participant data from 28 randomised trials. Lancet Diabetes Endocrinol pii：S2213-8587(16)30156-5, 2016.
14) Besseling J, Kastelein JJP, Defesche JC, et al.：Association between familial hypercholesterolemia and prevalence of type 2 diabetes mellitus. JAMA 313 (10)：1029-36, 2015.
15) Evans MA, Golomb BA：Statin-associated adverse cognitive effects：survey results from 171 patients. Phamacotherapy 29(7)：800-11, 2009.

第3章　コレステロール降下剤の始め方・やめ方

コレステロール降下剤のやめ方

Point
- ☑ スタチンの中止の可否の根拠
- ☑ 高齢者の一次予防におけるスタチンの中止法
- ☑ 高齢者の二次予防におけるスタチンの中止法

背景

　スタチンを使用する目的は，心血管疾患の予防です．この予防効果は当然ながら年齢とともに低下するので，ある年齢において，誰でもそのメリットはデメリットを上回ります．したがって，スタチンは死ぬまで続けるような薬ではなく，長期間使用を継続している患者さんでは，その中止のタイミングを，常に医療者は頭において診療にあたる必要があります．

　特にスタチンは降圧剤や抗凝固剤（特にワルファリン）のような，中止によるリバウンドはないので，中止に関して留意する点は少なく，その一方で高齢者では有害事象は増加するので，比較的中止のたやすい薬と考えられるのです．

　しかし，実際にはスタチンをいつどのように中止するべきかの，ガイドラインのようなものは存在していません．

どのような場合にスタチンを中止するべきか？

　それでは，どのような場合にスタチン治療を中止するべきでしょうか？

　まず，看取りや緩和ケアの状態では，スタチンを継続しても中止

しても，その後の 60 日以内の予後には差がなかった，というランダム化試験のデータがあります[1]．ある意味当たり前ともいえる結果ですが，こうした臨床研究を厳密に行うことは困難であるので，このデータには大きな意義があります．

　ここでわかることは，たとえ予防効果が高くても，余命が半年以内と想定されるような状況では，スタチンの継続は無意味である，ということです．

　これまででもっとも長期間にわたり，スタチンの効果を検証したデータは，5 年間プラバスタチン 40 mg を使用し，その後はスタチンの使用の有無にかかわらず経過観察を 20 年行ったというものですが，総死亡リスクが 13％（95％ CI：0.80〜0.94），心血管疾患による死亡リスクが 21％（95％ CI：0.69〜0.90）といずれも有意に低下しています[2]．この意味合いは，スタチンの使用は最低でも 5 年間は継続するべきで，そうすればその効果は，累積で 20 年間はスタチンを中止した後も持続する，ということです．

　これまでの多くの臨床試験におけるスタチンの効果は，おおむね 50〜70 歳の年齢層で検証されています．したがって，70 歳以降で使用した場合の臨床データは限られています．高齢者においては，スタチンによる筋肉系の合併症は発症しやすいことが想定されていて，2014 年の『JAMA Internal Medicine』の論文によると 65 歳以上の高齢者にスタチンを継続使用すると，その ADL は未使用と比較して，5 年程度の観察期間でも，有意な低下が認められています[3]．ただ，ある時点でスタチン使用群と未使用群とを比較すると，かなり明確な差があるのですが，同じ患者を時系列で検討すると，差があったのは新規の使用者と未使用者の間だけで，それもあまり大きな差ではありませんでした．したがって，高齢者では即スタチンの使用を控える，という必然性は乏しいのですが，筋肉痛などの症状には，より慎重に対応する必要はあると思います．

　2014 年の『JAMA』における，高齢者のコレステロール降下療法のあり方についての総説では，80 歳以上の高齢者におけるスタチン治療は，心血管疾患の既往のある場合と糖尿病のある場合には，適応として考慮して良い，という結論になっています[4]．ただ，それ

を正当化できるだけの根拠が示されている，というわけではありません．

さて，前項の基準に基づいて，スタチンの使用を開始した場合，最低でも5年間は使用を継続することが，その使用によるメリットを確実にするためには必要です．これは逆にいえば，処方開始から5年を超える一定期間が経過した時点で，その使用の継続について再評価を行う必要がある，ということです．現状ではその期間は10年が妥当と考えられます．介入試験においても，7〜8年は経過したデータがあるからです．

その時点でその患者さんが，5年間以上の余命が確実視される状況で，大きなADLの低下がなく，処方開始時のその後10年の心血管疾患リスクが7.5％以上であるか，二次予防としての使用であれば，スタチンの継続が望ましいと考えられます．

ここまでが，これまでのデータから推定が可能な，妥当な範囲の結論です．

以下は私見です．

スタチンの中止法

一次予防であっても，二次予防であっても，スタチンの使用は，開始後10年でいったんは再検証する必要があると思います．特に一次予防においては，いったんその時点で使用を中止しても，心血管疾患の予防効果は，すぐになくなるものではない，ということを説明し，その後の継続の可否を，患者と一緒に考えることが重要です．一次予防においては，65歳以上の年齢層において，高強度のスタチンを中強度に変更することも，その後の有害事象の発症リスクを減らす意味では，1つの選択肢になると思います．ただ，ロスバスタチンであれば1日5 mg，アトルバスタチンであれば1日10 mgを下限として，それより減量はしないことを原則とします．それより低用量で，明確に心血管疾患が予防された，という根拠はないからです．低用量で有害事象の疑いがあったりコレステロール値が下がりすぎることがあれば，減量ではなく中止を検討することが妥当で

コレステロール降下剤のやめ方

● 原　則	・スタチンは原則10年間継続する ・80歳以上では中止を検討する ・余命が半年以内と想定されたり，経口摂取困難などADLの低下時は中止を検討する
● 一次予防	・80歳を目安に終了する ・65歳以上では中強度のスタチンの使用を原則とする ・中強度のスタチンでLDLコレステロール100mg/dL未満が継続すれば，中止を考慮する
● 二次予防	・契機となったイベントから10年間は必ず継続する ・10年間再発がなければ，一次予防と同様に考える ・10年以内に再発があれば，原則期限なく継続する

図5　スタチンの開始法

す．欧米の基本的な考え方としては，コレステロールの低値であること自体には問題はないのですが，日本ではLDLコレステロールの目標値が二次予防においても，100 mg/dL未満と設定されていることから，それを下回る数値が一次予防で持続する場合には，中止を検討します．

　一次予防としてのスタチンの使用は，基本的には80歳を目安にして終了するのが妥当です．その後の継続の根拠は乏しく，有害事象のリスクは高いと想定されるからです．ただ，スタチンの開始後10年を経過していない場合には，その限りではありません．80歳の時点でのADLが安定していて，認知症がなく，有害事象のリスクも低いと想定される場合には，処方開始後10年までは継続します．二次予防としてのスタチンの使用は，その開始の契機となったイベントから，10年を経過し，その間の再発がない場合には，一次予防と同等に考え，80歳を1つの目安として終了するのが妥当です．10年以内の再発がみられる場合には，ADLが安定していればその処方の継続には一定の有用性があると考えられます．そうしたケースでは，安全に内服の継続が可能で本人の処方継続の意思が確認できる範囲において，特に制限なくその使用は継続の方針とします．ただ，80歳以上では中強度のスタチンの使用が望ましいと思い

ます（図5）．

> **まとめ**
> ●スタチンは原則10年間使用を継続するべき薬です．5年未満の使用にはあまり意味がない一方，10年を経過した使用については，その時点で再評価を行う必要があります．
> ●一次予防としてのスタチンの使用は，80歳を目安に終了を考慮することが妥当です．
> ●二次予防としてのスタチンの使用は，10年以内に再発があれば使用を継続し，10年間再発がなければ，一次予防と同様に終了の適否を考えます．

文 献

1) Kutner JS, Blatchford PJ, Taylor DH Jr, et al.：Safety and benefit of discontinuing statin therapy in the setting of advanced, life-limiting illness：a randomized clinical trial. JAMA Internal Med 175(5)：691-700, 2015.
2) Ford I, Murray H, McCowan C, et al.：Long-term safety and efficacy of lowering low-density lipoprotein cholesterol with statin therapy；20-year follow-up of West of Scotland Coronary Prevention Study. Circulation 133(11)：1073-80, 2016.
3) Lee DS, Markwardt S, Goeres L, et al.：Statins and physical activity in older men：the osteoporotic fractures in men study. JAMA Intern Med 174(8)：1263-70, 2014.
4) Strandberg TE, Kolehmainen L, Vuorio A：Evaluation and treatment of older patients with hypercholesterolemia. A clinical review. JAMA 312(11)：1136-44, 2014.

第4章
ワルファリンの始め方・やめ方

第4章 ワルファリンの始め方・やめ方

ワルファリンの始め方

Point
- ☑ ワルファリンと新規抗凝固剤（NOAC）
- ☑ ワルファリンの使用により生じる血栓塞栓症
- ☑ ワルファリンの開始法

背 景

　長くワルファリンは内服で使用可能な唯一の抗凝固剤でした．その主な用途は心房細動における脳卒中および塞栓症と，静脈血栓症（深部静脈血栓症と肺血栓塞栓症）の予防です．ただし，健康保険の適応には，厳密には心房細動は含まれていません．適応外処方として，長く使用されているのです．

　その心房細動における予防効果は，6つのプラセボを対照とした大規模臨床試験のメタ解析において，62％脳塞栓の発症リスクを低下させています[1]．同様の解析で低用量アスピリンは，2割程度のリスク低下に留まっていますから，明確にワルファリンの有効性がアスピリンに勝っています．

●新規抗凝固剤の登場

　しかし，2011年に直接トロンビン阻害剤であるダビガトラン【商品名 プラザキサ】が発売され，2012年4月には第Xa因子阻害剤であるリバーロキサバン【商品名 イグザレルト】が発売されました．この両者の薬剤は，メカニズムは異なりますが，ワルファリンと同様の血栓塞栓症の予防効果をもち，切り替えも可能な薬剤です．

　その後，第Xa因子阻害剤は，2013年2月にアピキサバン【商品名 エリキュース】が，2014年9月にはエドキサバン【商品名 リクシアナ】

が加わりました．このエドキサバンは，整形領域の手術後の静脈血栓塞栓症の予防としては，2011年7月にすでに使用が開始されています．

以上のような近年発売されたワルファリン以外の経口抗凝固剤を，そのままの表現ですが，新規抗凝固剤（Novel Oral AntiCoagulants：NOAC）とよんでいます．

●ワルファリンと新規抗凝固剤を比較する

ワルファリンは，ダビガトラン以降の新規抗凝固剤と比較すると，いくつかの欠点をもっています．食品や薬との相互作用が多く，食事や投薬が制限を受けてしまうことと，そうした相互作用のために効果が不安定になりやすいことです．その一方でPT-INRを測定することにより，薬の効果を数値で確認することができ，有害事象にも対応しやすいという利点があります．

新規に心房細動の患者に対して，抗凝固剤として何を用いるべきでしょうか？

脳塞栓の予防効果としては，ダビガトラン，リバーロキサバン，アピキサバン，エドキサバンのいずれも，ワルファリンとの比較試験で非劣性の結果となっています．つまり，効果はほぼ同等です．一方で出血系の合併症については，おおむね新規抗凝固剤のほうが少ない，という結果になっています．

ここまでは新規抗凝固剤のほうが分の良い結果です．

ただ，日本での使用開始後にダビガトランによる出血系の合併症で，死亡事例が報告されて問題となったように，特に腎機能の低下事例では，ワルファリンより新規抗凝固剤のほうが有害事象が少ないとは言いきれません．さらには，いったん出血傾向が生じた際に，薬剤の効きをワルファリンのように簡単に測定する検査がないうえに，その効果をすぐに失活させるような治療もないので，重症化のリスクはかえって高くなる可能性があるのです．

ワルファリンもやはり腎機能低下時にはリスクはあります．ただ，これまでのデータの蓄積が十分にあるので，リスクをあらかじめ推測できる点が，新規抗凝固剤より現時点では優っているのです．

そして，何より薬価が安い点は，ワルファリンの大きな利点です．

●心房細動の新規の治療の第一選択は

ただ，こうした点を勘案しても，筆者は現時点では新規抗凝固剤をワルファリンより第一選択として，心房細動の新規の治療には使用していません．

その理由はワルファリンが，いったん開始すると他剤への変更も中止も困難な薬であることと，開始時と中止もしくは変更時に，他剤よりも血栓症などの有害事象が多い薬であるからです．

本項では，ワルファリンは非常に有用性が高い反面，やっかいな薬の，知っておくべき特有の有害事象と，その開始の方法を解説します．

ワルファリンによる血栓塞栓症とそのメカニズム

ワルファリンを中止した際に，一時的に血栓症のリスクが数倍増加することは，良く知られている事実です．しかし，それ以外にあまり認知されていないのが，ワルファリンの開始から早期の時期に多い，末梢血管の塞栓症です．

ワルファリンは血栓予防の薬なのに，それを開始したことによって，塞栓症が起こるというのは，一体どういうことなのでしょうか？不思議に思われる方が多いかもしれません．

▶ワルファリンによるコレステロール塞栓症の事例

まず，症例を提示します．これは2014年の『BMJ Case Rep』[2]に掲載されたものですが，同様の事例は診療所でも経験があります．

患者さんは高血圧や痛風の持病のある，82歳の男性で，新たに心房細動を発症したため，ワルファリンが開始されました．開始用量は1日10 mgです．ワルファリン開始後2週間で，患者は両足の痛みと皮膚の変色を訴えました．足の末梢を中心に紫斑が認められ，その部位に一致して疼痛があります．周辺の皮膚もチアノーゼを思わせる変化を呈しています．こうした所見を，Purple toe 症候群，もしくは Blue toe 症候群とよんでいます．

この患者さんはワルファリン開始前には，特に足の血行不良を疑

わせるような症状や所見はなく，ワルファリンのコントロールも通常の範囲で，血液疾患や膠原病もありませんでした．

それでコレステロール血栓症を疑い，ワルファリンをアピキサバンに切り替えたところ，症状は速やかに改善し，足の皮膚の変色も元に戻りました．

これが，比較的典型的なワルファリンによるコレステロール塞栓症の事例です．

▶なぜ，血栓塞栓症が生じるのか？

なぜこのような現象が起こるのでしょうか？

ワルファリンの使用の開始早期に，小さな血管の塞栓症が誘発されることは，これまでに複数の報告が存在しています．

その一方で，コレステロール塞栓症とよばれる全身の塞栓症が，心臓のカテーテル治療などの後に起こることが知られています．

カテーテル治療を行う患者さんは，ワルファリンを使用していることも多く，両者はオーバーラップしている，という見解が今では一般的です．カテーテル治療後に塞栓症を起こした事例において，皮膚の生検を行うと，微小な血管を塞いでいる，炎症細胞を含むコレステロールの結晶がみつかります．つまり，この病態は微小な血管に，コレステロールの結晶が詰まって起こるのです．

カテーテル治療後すぐにこうした病態が起こることからは，血管壁の動脈硬化巣（プラーク）が，カテーテルなどの物理的刺激によって，機械的に削りとられ，それが詰まることが想定されます．

そして，ワルファリンの使用下で，そうしたことが起こりやすいとすれば，ワルファリンの抗凝固作用によってプラーク内の出血が遷延し，プラークが不安定化して剥がれやすくなるとともに，遊離したコレステロール結晶が詰まりやすくなるようなメカニズムが想定されます．

ワルファリンの開始早期に起こる塞栓症は，プロテインCとプロテインSの欠乏症で起こる現象と似ています．この2種類の物質はビタミンK依存性で，他のビタミンK依存性の凝固因子とは異なり，抗凝固作用と凝固の調節に働いています．

好評書！
症状から一発診断！
整形外科専門医は
こう見立てる

編著：聖路加国際病院 整形外科

- 患者の主訴から入り診断の助けとなる！
- 外傷性疾患から変性疾患までもカバー！
- 整形系外科は身体診察で診断がつく！

◆B5判／本文266頁 ◆定価（本体4,200円＋税）
◆ISBN978-4-88378-618-3

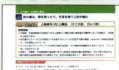

クリニックでよくみる
Common Diseases
100処方 第2版

西崎 統
西崎クリニック 院長
聖路加国際病院 顧問

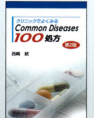

◆B6変型判／本文178頁 ◆定価（本体2,800円＋税）
◆ISBN978-4-88378-614-5

例えば…
しゃっくり，こむら返り，痔核，手足のしびれ
五十肩，ぎっくり腰，勃起障害（ED），ドライアイ
慢性疲労症候群，更年期障害…など．

あなたは，どう処方しますか？

S 総合医学社 〒101-0061 東京都千代田区三崎町1-1-4
TEL 03(3219)2920 FAX 03(3219)0410 http://www.sogo-igaku.co.jp

ワルファリンはビタミンK依存性凝固因子を阻害するとともに，プロテインCとプロテインSの働きも阻害します．一見矛盾するようですが，プロテインCやSの活性に問題がなければ，実際的にはワルファリンの継続的な使用により，トータルには抗凝固作用が前面に立つのです．しかし，ワルファリンの使用量が過剰であったり，もともと体質的にプロテインCやSの欠乏症状があると，バランス的に血栓塞栓傾向のほうが前面に立ち，こうした現象が起こりやすくなると考えられるのです．

それでは，ワルファリンの使用により，こうした血栓塞栓症が生じた場合の対応はどうするべきなのでしょうか？

▶ワルファリンの使用により生じた血栓塞栓症への対応

以前であればワルファリンの代替薬がないので，対応は困難でしたが，今後は新規抗凝固剤への切り替えが有効な選択肢です．それ以外にプロスタグランジン E_1 のような血管拡張薬にも，一定の効果が期待できます．

新規抗凝固剤としては，ダビガトランは直接トロンビン阻害剤なので，トロンビンでプロテインCが活性化されることを考えると，ワルファリンと同様のことが起こるリスクを否定できません．そうなると，プロテインCと無関係な第Xa因子阻害剤のリバーロキサン，アピキサバン，エドキサバンが選択肢としては望ましく，実際にこれまで第Xa因子阻害剤によるコレステロール塞栓症の報告はないようです．

> **Check** 筆者は現時点では第Xa因子阻害剤を経口抗凝固剤の第一選択としていますが，それはプロテインCを抑制するような薬には，頻度的には少ないながらも，こうした有害事象が生じるリスクがあり，理屈のうえでは第Xa因子阻害剤にはそうしたことはないからです．

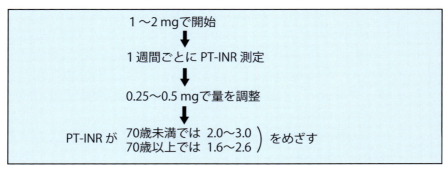

図1　ワルファリンの開始法

ワルファリンの開始法について（図1）

　　　　経口抗凝固剤の第一選択は，私見では第 Xa 因子阻害剤ですが，それでもワルファリンの出番がなくなった，ということはありません．

　　　　ダビガトランはクレアチニン・クリアランスが 30 mL/min 以下は禁忌で，リバーロキサバン，アピキサバン，エドキサバンも 15 mL/min 以下は禁忌です．慢性腎不全においては，出血や血栓症のリスクは，ワルファリンの使用においても高まることが知られていて，必ずしも予後の改善に結びついていない，とする報告もあります[3]．しかし，現実的にはワルファリン以外の経口抗凝固剤は禁忌ですから，ワルファリンを使用する以外の選択肢はないのです．

　　　　むしろ高齢者や身体条件の悪い患者さんに，他の新規抗凝固剤が使用できないために，消極的にワルファリンを使わざるを得ないケースは増えてくるのではないかと思います．

　　　　ワルファリンの開始法には，現状教科書的に定まったやり方がありません．

▶ワルファリンの開始法の教科書的なやり方

　　　　筆者の手元にある『今日の治療薬 '89 年版』には，「初日には 20〜50 mg を投与後，2 日目は休薬し，以後維持量（2〜10 mg）とする」という解説が書かれています．

しかし，入院が前提の使用ではありますが，実際にこうした方法をとると，大出血などの合併症が少なからず発生します．それで，当時，研修医だった著者も，先輩からはこの通りには教わりませんでした．おおむね初日に 5 mg を使用し，翌日からは 3 mg で様子をみて，トロンボテストで量の調節をする，という方法でした．ただ，これが正しいという根拠は，実際にはなかったと思います．

▶改訂されたワルファリンの添付文書

2011 年にようやくワルファリンの添付文書が改訂され，成人における初回投与量は，通常 1 ～ 5 mg と明記されました．しかし，それでは初回の投与量をどのように決め，増量をどのくらいのペースで行い，どのくらいのペースで検査を行うのか，といった具体的な部分については，実際にはどこにも明確なことが書かれていないのです．

おおむね，外来でワルファリンを開始する場合には，1 ～ 2 mg で使用を開始し，1 週間ごとに PT-INR を測定し，それに合わせて量の調節を行います．調節の幅は 0.5 mg 刻みです．高齢者で PT-INR の変動が大きいことが想定される場合には，0.25 mg 刻みで行います．

そのコントロールは，欧米では PT-INR が 2.0 ～ 3.0 が推奨され，日本においては，70 歳未満では同様の数値が推奨され，70 歳以上の高齢者においては，少し低い 1.6 ～ 2.6 が推奨されています[4]．

▶米国での RE-RY 試験とよばれる大規模臨床試験

米国においては，RE-RY 試験とよばれる大規模臨床試験において，ワルファリンの使用開始時の用量調節のアルゴリズムが開発され，その内容が公開されています[5]．これは目標の PT-INR は 2.0 ～ 3.0 に設定し，たとえば，週のトータルな用量を 30 mg に設定して，週ごとに用量を 10 ～ 15％の幅で調節する，というものです．初期用量のプランは，たとえば，週のうち 5 日間が 1 日 5 mg で，残りの 2 日が 2.5 mg という設定になっています．この方法のメリットは，10％の増減の際に，多い量の日と少ない量の日の日数を，変えれば

それですむ，という調節のしやすさにあります．ただ，日本では実際にはこうした方法は，臨床試験の際など以外には，あまり行われていないと思います．

> **まとめ**
> - ワルファリンは心房細動における脳塞栓症のリスクを60％以上低下させるという，予防効果の高い薬剤として現在でも広く使用されています．
> - ワルファリンは有用性の高い薬剤ですが，食事制限が必要であったり，他の薬剤との相互作用が多いなどの他に，その開始時や中止時に，血栓塞栓症が生じやすいという欠点があります．特に開始時の血栓症はあまり知られていませんが，他の薬にはない特徴的な有害事象です．
> - 2011年より新規抗凝固剤が続々と発売されていて，筆者は特に第Xa因子阻害剤を推奨しています．ただ，腎機能低下時などは代替薬がなく，医療コストの問題も考えると，ワルファリンは今後も使用が継続されることは間違いありません．
> - ワルファリンの開始法には定まったものがなく，現状は経験的な方法が，あまり検証されることなく用いられています．

文 献

1) Hart RG, Benavente O, McBride R, et al.：Antithrombotic therapy to prevent stroke in patients with atrial fibrillation：a meta-analysis. Ann Intern Med 131：492-501, 1999.
2) Cakebread HE, Knight HM, Gajendagadkar PR, et al.：Warfarin-induced purple toe syndrome successfully treated with apixaban. BMJ Case Rep 12：2014, 2014.
3) Shah M, Avgil Tsadok M, Jackevicius CA, et al.：Warfarin use and the risk for storoke and bleeding in patients with atrial fibrillation undergoing dialysis. Circulation 129(11)：1196-203, 2014.
4) 日本循環器学会, 日本心臓病学会, 日本心電学会, 他：心房細動治療（薬物）ガイドライン（2013年改訂版）.

5) Van Spall HGC, Wallentin L, Yusuf S, et al.：Variation in Warfarin dose adjustment practice is responsible for differences in the quality of anticoagulation control between centers and countries. An analysis of patients receiving Warfarin in the randomaized evaluation of long-term anticoagulation therapy（RE-LY）Trial. Circulation 126：2309-16, 2012.

第4章 ワルファリンの始め方・やめ方

ワルファリンのやめ方

Point
- ☑ ワルファリン継続の根拠
- ☑ 深部静脈血栓症におけるワルファリンのやめ方
- ☑ 心房細動におけるワルファリンのやめ方

背景

　ワルファリンを継続して使用している場合，それはいつまで継続するべきでしょうか？

　この問題はワルファリンの使用目的ごとに考える必要があります．

●深部静脈血栓症に伴う肺血栓塞栓症の再発予防目的での使用

　その使用目的のなかで，深部静脈血栓症に伴う肺血栓塞栓症の再発予防目的での使用の場合には，半年間は継続したうえで，その間に血栓症の再発がなければ，中止もしくは継続の判断をする，という方針となっています．これは，血栓塞栓症の再発のリスクは，時間とともに低くなるのに対して，ワルファリンの合併症である重篤な出血の発症リスクは，変化せず存在し続けると想定されているからです．したがって，ある地点では合併症のリスクが血栓症の予防効果を上回るので，その時点ではワルファリンを中止するのが，理に適った選択ということになります．ただ，後述しますが，その使用継続期間と中止の方法については，いまだ明確な見解はありません．

●心房細動における脳塞栓症の予防目的での使用

　その一方でワルファリンのもっとも多い処方目的である，心房細動における脳塞栓症の予防目的での使用については，塞栓症のリスクが軽減することは考えにくいので，原則として一生涯の使用が前提と

なっています.

　しかし，老人施設などで，寝たきりの90代の高齢者や，進行した認知症の高齢者に，ワルファリンが使用継続されている事例を多くみていると，一生涯使用するべき，とする方針には懐疑的にならざるを得ません．現実にはダラダラと続けられるうちには処方は継続され，その患者さんが内服困難になった時点で立ち消えのように中止となることが通例です．

　それでほんとうに良いのでしょうか？

　この問題についての正解はまだありませんが，筆者の知識の範囲でその本質に迫りたいと思います．

深部静脈血栓症におけるワルファリンのやめ方

　急性の肺血栓塞栓症の場合,「基礎疾患や誘因の明確でないものでは，少なくとも半年間のワルファリンの治療を行う」,という日本のガイドラインの記載になっています[1]．つまり，半年以上の継続に関しては，処方した医師各自の判断が必要になる，という玉虫色の表現です．

　静脈血栓塞栓症の場合，その原因疾患の有無にもよりますが，一般的には発作から時間が経過するほど再発のリスクは減少します．

　ただ，半年間ワルファリンを使用したうえで中止した場合，その後の静脈血栓症の再発率は2年間で9.5％だった，というデータがあります．また，中止後の再発はもっと多い，というデータも存在しています．

　一方で，ワルファリンの使用により，脳出血や消化管出血などの出血系の合併症のリスクは上昇します．静脈血栓症に使用した場合，PT-INRが2.0〜3.0という，やや厳しいコントロールの状態で，年間2％程度の重症の出血が生じる，という海外データがあります．日本人の脳出血のリスクは欧米より高いので，この比率はもう少し上がる可能性があります．静脈血栓症に限ったも

のではありませんが，2.06％という国内データが存在しています．

半年でワルファリンを中止するという判断が，いかに微妙なものであるか，おわかりいただけるかと思います．

▶ワルファリンの中止に関する興味深い論文

2012年の『The New England Journal of Medicine』に，興味深い論文が掲載されています．原因不明の深部静脈血栓症とそれによる肺塞栓症を起こし，その再発予防のために，ワルファリンを半年〜1年半の期間使用された，400名余の患者を2つの群に無作為に分け，一方はアスピリンを1日100 mgワルファリンの代わりに使用し，もう一方はプラセボを使用して，二重盲検で2年間の経過観察を行います[2]．

その結果，プラセボでは2年間に21.8％の血栓塞栓症の再発があったのに対して，アスピリン群ではそれが13.7％に抑制されていました．アスピリンの使用により，再発は42％抑制されたことになります．内訳をみると，肺塞栓より静脈血栓症を，より強く抑制しています．肺塞栓症のリスク低下は3割程度で，静脈血栓症はほぼ5割近い低下です．一方で出血系の合併症に関しては，アスピリン群もコントロール群も，2年間で0.3％程度と差がありませんでした．

つまり，アスピリンの使用により，未使用の場合と比較して，2年間の再発は4割低下し，出血系の合併症は増加していません．この論文の結果のみからですが，半年〜1年半のワルファリン使用後に，そのまま中止するのではなく，少量のアスピリンにスイッチして2年間継続するという方針は，有用性が高いものと想定されます．

深部静脈血栓症の場合，血液のDダイマーの数値や，エコー検査での下肢の深部静脈血栓の有無などから，再発のリスクを想定することが，ある程度は可能ですから，当面の筆者の考える最善のワルファリン中止法は，以下のようになります．

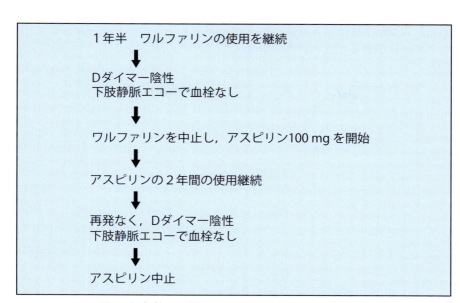

図2　深部静脈血栓症におけるワルファリンの中止法

▶筆者の考える最善のワルファリン中止法（図2）

　　　まず，1年半ワルファリンの使用を継続し，その時点でDダイマーや下肢静脈エコーでの所見がなければ，アスピリン100 mg（通常はバイアスピリンを使用）に切り替えます．そのまま2年間の継続投与を行い，その間に再発がなく，検査所見にもリスクを示唆するものがなければ，それで中止の方針とします．

心房細動で使用時のワルファリンのやめ方

　　　心房細動はいったん慢性心房細動へ移行すれば，原則として一生涯，脳塞栓のリスク増加は存在し続けます．したがって，その予防目的でワルファリンなどの抗凝固剤を使用した場合には，そうした予防薬も一生涯使用する，という考え方が一般的です．しかし，一般論としてはその通りであっても，一般臨床の現場では，そうした割り切りには疑問を感じるケースに，多く遭遇することも事実です．
　　　実際に筆者の経験した事例を2つご紹介します．

【事例 1】
　患者さんは 90 代の男性です．慢性心房細動のため，75 歳時よりワルファリンが開始されました．ワルファリンは 1 日量 2.5 mg で用量調節はほとんどすることなく，PT-INR は 2.0 前後で安定していました．88 歳時より腎機能の低下が徐々に進行し，90 歳の時点ではクレアチニン・クリアランスは計算上 20 mL/min の状態でした．しかし，その時点でもワルファリンの用量設定には変化はなく，コントロールもおおむね良好でした．
　ところが，あるとき食欲不振と全身倦怠感を訴え，2 日間食事がとれなくなります．3 日目に本人から医療機関に電話があり，体調が悪いので診てもらいたい，という往診の依頼です．訪問すると全身に紫斑が出現していて，起き上がることもできない状態でした．全身に血栓傾向が生じていたのです．実際には食事をとれなかった 2 日間患者はワルファリンを飲んでいませんでした．往診時の採血では，PT-INR は 2.3 とそれほど延長はしていませんでしたが，血小板は 5 万と低下していて，DIC に近い状態と考えられました．総合病院に緊急入院で精査を行い，進行した膵臓癌と診断されました．
　要するに，膵臓癌が基礎にあり，そのため血栓症の生じやすい状態であったところに，ワルファリンが中止されたために，急激に血栓傾向が悪化し，全身性の血栓症に至ったものと考えられました．もちろん腎機能の低下もこの状況を生じさせるのには一役買っています．

【事例 2】
　患者さんは 80 代の女性です．慢性心房細動を基礎疾患に，74 歳時点で脳塞栓症を起こしました．左片麻痺をきたして寝たきりとなります．その発作で入院中の時点から，ワルファリンの使用が開始され，その後リハビリテーション病院，老人保健施設と管理施設が変わりましたが，ワルファリンの使用は継続されました．その後 82 歳の時点で特別養護老人ホームに入所となりましたが，すぐに環境の変化からか不穏状態となり，ベッドから転倒して打撲や骨折を繰り返します．そのため，外傷による出血のリスクが高いと判断して，ワルファリンを中止しました．しかし，その 1 週間後に脳梗

塞が再発．その後，今度は足の動脈塞栓症を合併して下肢の壊死が出現しました．

> **Check** いずれの事例も，ワルファリンの中止が1つの引き金となって，急激な病状の悪化が起こっています．ただ，そもそもリスクの高い高齢者に，ワルファリンが継続的に使用されていれば，いずれは起こり得る事態であった，という想定も可能です．

▶ワルファリン中止時にきたしやすいさまざまな症状

ワルファリンはその中止時に，血栓症をきたしやすいと考えられています．

しかし，新規抗凝固剤のリバーロキサバンの大規模臨床試験である，ROCKET研究では，心房細動の患者でワルファリンもしくはリバーロキサバンを中止した場合，平均で117日後に脳塞栓症が4.3〜4.7%に発症しています[3]．これはどちらかといえば，薬剤を中止しても，必ずしも早期に塞栓症が起こるというわけではない，ということを示しているように思います．

▶海外論文で報告されているデータを検証する

『Stroke』（2011年）

一方で，2011年の『Stroke』の文献では，一定の期間に登録された脳梗塞のうち，5.2%にあたる114例は抗凝固剤の中止後60日以内に発症していて，その53.5%はワルファリンの中止後に発症していました．抗凝固剤の中止後に発症した脳梗塞のうち，62.3%は初回の発作でした．抗凝固剤中止後60日以内に発症した脳梗塞のうち，半数以上の59例が中止後7日以内の発症で，そのほぼ半数の30例は胃カメラなどの検査などのための中断でした[4]．これはワルファリンの中止早期に，塞栓症の頻度が増加することを示唆するデータです．これは後ろ向きの試験なので，データの精度はそれほど高いものではありませんが，現時点ではこれ以上のものはないようです．現状では検査や小手術時などのワルファリンの中止は，リ

スクがあるので推奨されていないので，今後これ以上のデータが得られる可能性は，それほど高くはなさそうです．

このように，年齢にかかわらず，慢性心房細動の患者のワルファリンを中止することにはリスクがあります．しかし，その反面，高齢者ではワルファリンの副作用である出血系の合併症のリスクも増加します．

『American Heart Journal』（2011 年）

2011 年の『American Heart Journal』に掲載された，高齢者の心房細動に対する抗凝固療法の総説によると[5]，50 歳未満の年齢層と比較して，80 歳以上の患者のワルファリンの出血系の合併症のリスクは 4.5 倍（95% CI：1.3 〜 15.6）有意に高く，70 〜 74 歳と比較した，85 歳以上の年齢層の脳出血のリスクも，2.5 倍（95% CI：1.3 〜 4.7）有意に高い，という結果が報告されています．

こうした出血リスクの増加に大きな影響を与える因子は，ワルファリンの感受性にかかわる患者の遺伝子型と，内臓機能，特に腎機能の低下です．

『Lancet』（2015 年）

この出血リスクと遺伝子型との関連については，2015 年の『Lancet』に論文が出ています[6]．CYP2C9，VKORC1 のワルファリンの感受性の高い変異をもつ患者は，そうでない患者に比較して，PT-INR が 3.0 を超える期間の比率が高く，出血系の合併症リスクは，感受性のもっとも高い群では，低い群と比較して，2.66 倍（95% CI：1.69 〜 4.19）有意に高いという結果でした．比較された新規抗凝固剤のエドキサバンは，こうした遺伝素因による合併症の増加は認められませんでした．

現実的には，一般臨床でルーチンにこうした遺伝子変異の検査をすることはできませんから，こうした感受性の高い事例のあることを想定したうえで，ワルファリンのコントロールを行うしかありません．

腎機能低下時のワルファリンの使用というのは，臨床医がもっとも頭を悩ませる事項です．腎機能低下があると，ワルファリンの効果は不安定になり，出血系の合併症のリスクは増加します．その一

方で血栓塞栓症のリスク自体も増加するので,極端にいえばワルファリンの使用の是非自体も,腎機能低下の事例では問題となるのです.それでも,最初から高度の腎機能低下が存在していれば,ワルファリンの開始自体を検討することもできます.より問題になるのは,ワルファリンを継続していた患者の腎機能が低下したケースです.

『The New England Journal of Medicine』(2012 年)

2012 年の『The New England Journal of Medicine』に,デンマークの疫学データとして,心房細動の患者の血栓症と出血のリスクを,腎機能で検証した結果が報告されています[7].ワルファリン使用中の心房細動の患者で腎機能低下があると,血栓症のリスクはない場合の 1.49 倍に高まりますが,透析以外の腎機能低下では,ワルファリンの予防効果も有意には認められず,重篤な出血などの合併症も 1.36 倍に増加する,という結果になっていました.一方でアスピリンはどうかというと,合併症は増えて効果はほとんど確認されないという,有害無益な結果に終わっています.

『British Medical Journal』(2015 年)

2015 年の『British Medical Journal』の文献では,今度はカナダにおいて,心房細動があってワルファリンの使用を開始とした,66 歳以上の高齢者 12,403 人を対象とし,ベースラインの腎機能の数値と,その後の出血系の合併症のリスクを,処方データと入院時の診断のデータなどから解析しています[8].観察期間は平均で 2.1 年です.最初から患者さんを登録するのではなく,後から医療データを解析する,というスタイルの検討です.ワルファリンのコントロール状況や,実際の塞栓症の予防効果などのデータは含まれていません.

その結果,全体の 45% が,eGFR のクレアチニンからの概算値が,60 mL/min/1.73 m^2 未満の腎機能低下のある患者でした.出血系の合併症はワルファリン開始後 30 日以内に多く,eGFR が 15 mL/min/1.73 m^2 未満の患者では,90 を超える患者の 10.3 倍,出血系の合併症が多い,という結果になりました.腎機能低下に伴って増加した出血系の合併症は,主に胃潰瘍などの消化管出血で,脳内出血に関しては腎機能の低下と明瞭な相関は認められませんでした.したがって,腎機能低下のある患者にワルファリンを使用する場合

には，特に開始後 30 日以内の消化管の出血に留意して，慎重な経過観察が必要だ，という結論になっています．

『Chest』（2015 年）

　2016 年の『Chest』の文献では，これまでのメタ解析として，11,600 人を超えるワルファリン使用者のデータをまとめて解析し，透析には至らない進行した腎機能低下の患者においては，ワルファリンの使用により，血栓症のリスクは 30％有意に低下し，死亡リスクも 35％有意に低下したが，出血系の重篤な合併症のリスクは，有意には増加しなかった，という結果になっています[9]．ただ，腎機能低下の程度は完全には一致していないので，データのばらつきが大きく，これまでの結果を否定するもの，とまではいえないと思います．

　つまり，腎機能低下，特に eGFR が 15 mL/min/1.73 m^2 未満という高度の低下状態では，確かに血栓症のリスクも増加しますが，出血系の合併症のリスクはそれ以上に増加しますから，ワルファリンの継続使用が，患者の予後に対して明確に良い影響を与えるとはいえません．eGFR が 15 mL/min/1.73 m^2 未満という状態になると，保険診療上，血栓症の予防目的で使用できる薬剤は，アスピリンかワルファリンしかありません．しかし，上記のデータではアスピリンはその効果自体が証明されず，ワルファリンは一定の有効性は期待できるものの，出血系の合併症が数倍から時に 10 倍以上に増加するため，その判断は非常に迷うところです．

　現状の筆者の考えは，ワルファリンを継続使用していて eGFR が 15 mL/min/1.73 m^2 を切る状態になったときには，もちろんすべての事例に対して，というわけではありませんが，患者の状態によりワルファリンを中止する判断をしても良いのではないか，というものです．年齢が 85 歳以上で，2 年間は血栓塞栓症の発症がなく，高度の認知症を合併していたり，意識レベルの低下した状態が持続している場合も，ワルファリンの中止を検討して良い対象のように思われます．

　問題はどのように中止するかで，漸減して中止するのが一案，そして，アスピリンに切り替えてから中止するのも一案です．このあ

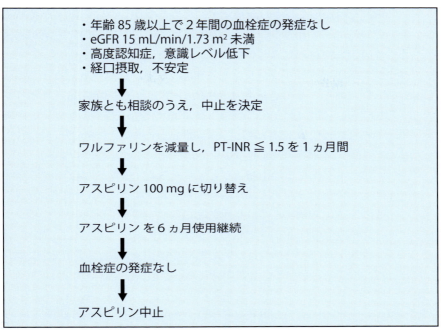

図3 心房細動におけるワルファリンの中止法（筆者案）

たりは正直なところ根拠となるデータはないのです．ただ，深部静脈血栓症と同様に考えれば，アスピリンにいったん切り替えることで，出血系の合併症のリスクはそのままに，急なワルファリンの中止によるリバウンド的な血栓傾向を抑制することができるのではないか，という推測は可能です．そこで根拠は乏しいのですが，ワルファリンの中止法の筆者の案は以下のようになります．

▶心房細動におけるワルファリンの中止法（図3）

まず，中止を検討する事例についてですが，年齢は85歳に1つの線を引きます．これは前述のデータで，70代と比較しても85歳以上では2.5倍出血リスクが増加した，というデータを根拠にしています．もう1つの条件は2年間，問題となるような血栓症の発症がないことです．そして，eGFRが15 mL/min/1.73 m^{2}を切る状態が持続しているケースで，透析の導入は想定されていないような事

例，それから，高度の認知症や，高度の意識レベルの低下が持続しているような事例です．経口摂取が不安定で，持続的な服薬が困難な事例も検討の対象となります．

　ここでまずワルファリン量を漸減し，PT-INR が 1.5 以下の状態にしてから，その状態を 1 ヵ月キープし，その時点でアスピリン 100 mg（通常はバイアスピリン）に切り替えます．そして，その後半年はアスピリンを持続し，その間に血栓症などの発症がなければ，アスピリンを終了します．

　これはそのままの中断よりも，おそらくは短期的な血栓症の発症は少ないと思うのですが，明確な根拠はありません．ただ，患者やその家族に説明のうえ，基本的には筆者はこの段取りで，ワルファリンの中止を行っています．

　今後ワルファリンなどの抗凝固剤を中止する場合の段取りについて，検証の行われることを期待したいと思います．

まとめ

- ワルファリンの使用をいつまで継続するかは，その使用目的により異なります．
- 深部静脈血栓症におけるワルファリンは，半年間の使用は必須ですが，それ以降の継続の指針は存在していません．筆者は 1.5 年の継続後，一定の要件を満たせば中止を考慮し，低用量アスピリンに切り替え後，2 年間の継続後に中止としています．
- 心房細動時のワルファリンの使用は，生涯継続が前提ですが，85 歳以上で 2 年間血栓症の発症がなければ，中止を考慮することは理に適っています．透析を考慮されていない進行腎不全や，高度の認知症，経口摂取困難なども中止を考慮します．中止はワルファリン量をまず減量して 1 ヵ月，それから低用量アスピリンに切り替えて半年後に中止としています．アスピリンへの切り替えは，予防効果を期待したものではなく，ワルファリン離脱による，一時的な血栓症の増加の抑制を期待したものです．

文　献

1) Guidelines for the Diagnosis, Treatment and Prevention of Pulmonary Thromboembolism and Deep Vein Thrombosis (JCS2009).
2) Becattini C, Agnelli G, Schenone A, et al.：Aspirin for preventing the recurrence of venous thronboembolism. N Engl J Med 366(21)：1959-67, 2012.
3) Patel MR, Mahaffey KW, Garg J, et al.：Ribaroxaban versus Warfarin in non-valvular atrial fibrillation. New Engl J Med 365：883-91, 2011.
4) Broderick JP, Bonomo JB, Kissela BM, et al.：Withdrawal of antithrombotic agents and its impact on ischemic stroke occurrence. Stroke 42(9)：2509-14, 2011.
5) Sellers MB, Newby LK：Atrial fibrillation, anticoagulation, fall risk, and outcomes in elderly patients.Am Heart J 161(2)：241-6, 2011.
6) Mega JL, Walker JR, Ruff CT, et al.：Genetics and the clinical response to warfarin and edoxaban：findings from the randomized, double-blind ENGAGE AF-TIMI 48 trial. Lancet DOI：1016/S140-6736(14)：61994-2, 2015.
7) Olesen JB, Lip GYH, Kamper AL, et al.：Stroke and bleeding in atrial fibrillation with chronic kidney disease. N Engl J Med 367：625-35, 2012.
8) Jun M, James MT, Manns BJ, et al.：The association between kidney function and major bleeding in older adults with atrial fibrillation starting warfarin treatment：population based observational study. BMJ 350：h246, 2015.
9) Dahal K, Kunwar S, Rijal J, et al.：Stroke, major bleeding, and mortality outcomes in warfarin users with atrial fibrillation and chronic kidney disease：a meta-analysis of observational studies. Chest 149(4)：951-9, 2016.

第5章
糖尿病治療薬の始め方・やめ方

第 5 章　糖尿病治療薬の始め方・やめ方

糖尿病治療薬の始め方

Point

- ☑ 昏睡を予防するための血糖コントロール
- ☑ 小血管合併症を予防するための血糖コントロール
- ☑ 大血管合併症を予防するための血糖コントロール
- ☑ 高齢者における血糖コントロール

背　景

　インスリンが高度に低下する 1 型糖尿病の患者さんでは，インスリンの自己注射を継続することが，生命維持のために必要です．インスリンが薬として使用されるようになるまで，1 型糖尿病は"死の病"でした．当時の治療は極度の糖質制限で，患者さんは飢餓状態となったり，糖尿病性ケトアシドーシスになって，長く生きることはできませんでした．

　それが，1920 年代からインスリン注射が開始されることにより，劇的に患者さんの生命予後は改善し，適切な治療を行っていれば，少なくとも高血糖のために，命を落とすことはなくなったのです．

　この成功体験により，糖尿病はインスリン不足によって起こる病気で，インスリンを補充することにより改善する，という考え方が，どんなときにも成り立つ真理のように，医療者に刷り込まれました．この先入観が，その後の糖尿病の診療を，ある意味停滞させる原因となるのです．

　第二次世界大戦あたりから増加したのが，2 型糖尿病です．肥満が先行することが多く，血糖の上昇は 1 型糖尿病と比較すれば軽度で，高度のストレス状態などが生じなければ，放置してもすぐに命にかかわるようなことはありません．インスリンの分泌は落ちますが，その程度は軽度で，むしろインスリンの効きが悪くなるインスリン抵抗性が，病態の主体であると考えられました．

ケトアシドーシスに代わって，2型糖尿病の予後を左右する因子となったのは，いわゆる「糖尿病合併症」です．

　中でも三大合併症と呼ばれる，網膜症，腎症，神経症という小血管合併症は糖尿病の特徴的な症状とされ，おおむね糖尿病と診断されてから，10〜15年経って顕在化することがわかりました．そして，この小血管合併症は，糖尿病のコントロールを行い，HbA1c（NGSP）をおおむね7.0％未満とすることで，予防可能であることが確認されています[1]．

　しかし，血糖値をこのレベルまで改善し維持しても，2型糖尿病の患者さんの生命予後は，糖尿病のない健常人と同じにはなりません．

　2015年の『The New England Journal of Medicine』に掲載された，スウェーデンの大規模な疫学データによると，年齢が55歳未満で，HbA1cが7.0％未満の2型糖尿病の患者は，糖尿病のないコントロール群と比較して，総死亡のリスクが1.92倍有意に増加していました[2]．このリスクの増加の主な原因となっているのは，心筋梗塞や脳卒中などの心血管疾患です．

　その後，2型糖尿病治療の目標は，治療により総死亡と心血管疾患の発症リスクを，極力糖尿病のない人のレベルまで下げることになりました．しかし，残念ながらその目標は，いまだ達成はされていないのです．したがって，一般の臨床医が2型糖尿病の患者さんを前にして，治療を行う目的は心血管疾患の発症リスクの低減にあり，しかしそのエビデンスは，決して十分なものではない，という点に留意する必要があります．

血糖の強化コントロールの効果

　HbA1cを7.0％未満にコントロールしても，心血管疾患のリスクは十分には低下しません．それでは，より厳格なコントロールを行い，HbA1cを6.0％未満にすれば，こうしたリスクもより低下するのではないでしょうか？

　2008年の『Lancet』に，ACCORD試験という2型糖尿病についての大規模臨床試験の結果が発表されました[3]．これは米国とカナダにおいて，脂質異常症や高血圧など，心血管疾患のリスクが高い

2型糖尿病の患者を，HbA1c 6.0％未満を目標とする強化治療群と，7.0〜7.9％を目標とする通常治療群とに分けて，5年間の経過観察を行い，その予後を比較する，というものでした．トータルな対象人数数は 10,251 例で年齢は 40〜79 歳です．

　当初の予想としては，より強化した血糖コントロールを行ったほうが，心血管疾患の発症は減り，死亡リスクも低下すると考えられました．ところが，試験開始後 3.5 年の時点での中間解析で，その間の両群の死亡数は，通常治療群で 203 例に対して強化治療群では 257 例と，死亡率は強化治療群でより高い，という結果になったのです．この中間解析の結果を受けて，ACCORD 試験は中途で終了となりました．

　なぜ血糖コントロールを強化したほうが総死亡は増加したのでしょうか？

　有力な考えの1つは，血糖コントロールを強化することにより，低血糖が多く発症し，それが死亡リスクの増加に繋がったのではないか，というものです．その後のデータの再解析の結果では，心血管疾患のリスクそのものは，強化治療群で低下しているものの，それ以外の原因による死亡が，増えているという結果が得られています．

心血管疾患の予防のための薬物治療

　以上のような知見から，一般の臨床医が2型糖尿病の患者さんを前にしたとき，どのような目標を立てて，どのような治療薬を，どのような順番で使用するべきでしょうか？

　基本的な考え方として，治療の必要性には3つの段階があります．

　その第一は命の危険に直結するような，糖尿病性ケトアシドーシスや脱水に伴う高浸透圧性昏睡を予防することです．こうした昏睡や高度の高血糖の原因には，糖尿病以外の基礎疾患や，脱水や感染などの重症化のリスクを，どのくらいに見積もるかなど，不確定な要素が多いという点に注意が必要ですが，おおむね通常

の血糖値が，食後で 300 mg/dL を超えない程度，HbA1c にして 8.5％を超えない程度にコントロールすることが必要です．

第二には網膜症や神経症の，小血管合併症の予防です．このためには，前述のように HbA1c 7.0％未満を目標（実際の到達 HbA1c は 7.0 ～ 7.5％）にすることより，一定の予防効果が確認されています．

第三には 2 型糖尿病の患者さんの生命予後を可能な限り糖尿病のない健常人に近づけ，心血管疾患の発症を予防することです．ただ，残念ながら HbA1c を正常に近づけるという手法では，この目標は達成されていません．しかし，薬剤によっては総死亡や心血管疾患リスクの低下が，認められている治療法は存在しています．

欧米において，2 型糖尿病の第一選択薬はビグアナイト系のメトホルミンです．イギリスのプライマリケアにおけるデータを解析した，2016 年の『British Medical Journal』の論文では，メトホルミンの使用により総死亡のハザード比が 0.59（95％ CI：0.58 ～ 0.60），心不全のハザード比が 0.70（95％ CI：0.68 ～ 0.73），心血管疾患のハザード比が 0.76（95％ CI：0.74 ～ 0.78）といずれも有意な予後改善が認められています[4]．

これ以外にも多くの研究データがありますが，2 型糖尿病の第一選択薬がメトホルミンである，という点においてはその結論は一致しています．そのために，欧米の治療ガイドラインにおいては，まずメトホルミンを使用し，通常量まで増量したうえで，それで効果が不十分であれば，他の治療薬（インスリンを含む）を上乗せする，という方針が定まっています．

ただ，メトホルミン単独の治療によって，心血管疾患の発症を予防できるレベルまで，血糖を改善することが困難なケースが多いので，必然的に他の薬剤との併用が必要となります．この併用薬については，さまざまな組み合わせが検証されていますが，現時点で確実にこれが良い，と言えるものはなく，多くの組み合わせが模索されているのが現状です．

前述の 2016 年の『British Medical Journal』の論文によると，

インクレチン関連薬（DPP-4阻害剤とGLP-1アナログ）とチアゾリジン系（ピオグリタゾン）には，メトホルミンと同等の心血管疾患予防効果と生命予後の改善効果が確認されています[4]．

その一方でSU剤とインスリンの注射については，重篤な低血糖のリスクを高め，総死亡のリスクを未使用と比較して増加させることが確認されています[4]．

GLP-1アナログのリラグルチド【商品名　ビクトーザ】については，2016年の『The New England Journal of Medicine』に大規模な介入試験の結果が報告されています．9,340名の2型糖尿病の患者をプラセボとの2群に割り付け，中間値3.8年の観察を行ったところ，心血管疾患の発症と死亡を併せたリスクは，リラグルチド群で13%（95% CI：0.78〜0.97）有意に低下し，総死亡のリスクも15%（95% CI：0.74〜0.97）有意に低下していました．これはメトホルミンに上乗せのデータなので，総死亡のリスクを有意に低下させた，数少ないデータということになります[5]．

もう1つ，やはり2015年の『The New England Journal of Medicine』に，SGLT2阻害剤のエンパグリフロジンの臨床試験の結果が発表されています．こちらは7,020人の2型糖尿病の患者をプラセボとの2群に割り付け，中間値3.1年の観察を行っています．心血管疾患の発症と死亡を併せたリスクは，エンパグリフロジン群で14%（95% CI：0.74〜0.99）有意に低下し，総死亡のリスクも32%有意に低下していました[6]．

したがって，現状の選択肢としては，まずメトホルミンを使用し，血糖コントロールが不十分であれば，上乗せの選択肢としては，DPP-4阻害剤，GLP-1アナログのリラグルチド，ピオグリタゾン，SGLT2阻害剤のエンパグリフロジンの4種類がある，ということになります．現状インスリンとSU剤はもっとも強力な血糖降下作用をもつ薬剤なので，生命予後と低血糖のリスクを考えると，その使用は極力限定されるべきですが，それでも，現時点で使用を中止するべきという考えは，行き過ぎではないかと思います．

糖尿病治療薬の始め方

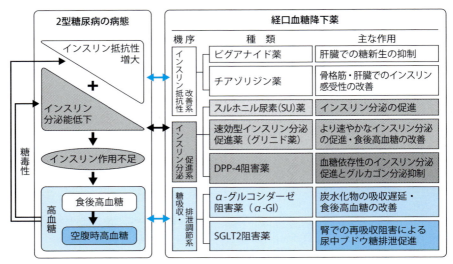

図1　日本の糖尿病経口血糖降下薬の選択
(日本糖尿病学会編・著：糖尿病治療ガイド2016-2017．文光堂，p31，2016より引用)

日本と欧米の治療ガイドラインの差

　現行の日本の2型糖尿病治療ガイドラインである，**「糖尿病治療ガイド2016-2017」**においては，2型糖尿病の治療薬の選択は，その病態に合わせて，複数の薬剤から適宜処方医が選択する，という方向性になっています[7]．これは一見合理的なようですが，実際には複数の薬剤の重み付けがされていないので，ガイドライン上の選択の根拠が乏しく，恣意的な処方が行われやすい，という欠点があります（**図1**）．

　一方で**米国糖尿病学会（American Diabetes Association）による最新の薬物療法ガイドライン**では，メトホルミンが第一選択薬剤であることが明確化されていて，原則として，メトホルミンによる単独治療でコントロールが不十分な場合に限って，別の薬剤を上乗せで使用するとされています（**図2**）[8]．

　これまでの多くの知見の積み重ねから考えて，2型糖尿病治療の第一選択薬がメトホルミンであることは間違いがありません．

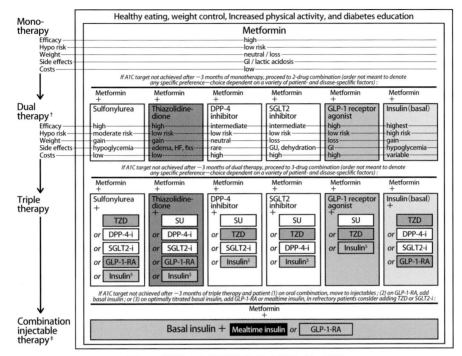

図2 米国の2型糖尿病ガイドラインの図
〔American Diabetes Association：Standards of medical care in diabetes-2016. Diabetes Care 39 (Suppl.1)，2016 より引用〕

　それでは，なぜ日本の治療ガイドラインでそうした方針がとられていないのでしょうか？

　ビグアナイト系の薬剤による乳酸アシドーシスの発症が重視され，高齢者では慎重投与の扱いになっているなど，保険診療上の制限が海外より厳しい，という点がその1つの理由です．そして，もう1つのより大きな理由は，欧米の2型糖尿病の患者は肥満が大部分で，臨床試験における患者のBMIは大多数で30を超えている一方で，日本人の糖尿病患者はやせ型が少なからずいるからです．BMIは20台の前半であることが多いと思います．

　メトホルミンは基本的にインスリン抵抗性を改善する薬なので，肥満者でよりその効果が高いと考えられます．一方で日本人

ではインスリン抵抗性と同じくらい，インスリン分泌不全が，原因として重要だと考えられているのです．

2013年の『Diabetes Care』に掲載されたメタ解析の論文では，アフリカ系，コーカシアン（白人），東アジア系の3つの人種を比較して解析した結果として，アフリカ系人種ではインスリン分泌は保たれていてインスリン抵抗性が低下する事例が多く，その一方で日本を含む東アジア系人種では，インスリン抵抗性はそれほど低下せずインスリン分泌が低下し，コーカシアン人種はその中間である，という結果が得られています[9]．

これが事実とすれば，日本人の肥満のない2型糖尿病の患者では，インスリン抵抗性改善剤より，インスリン分泌の刺激剤が，より理屈には合っている，ということになります．

それでは，その場合のインスリン分泌促進剤は，具体的に何を用いることが適切でしょうか？

2013年の『Diabetologia』に掲載されたメタ解析の論文では，インクレチン関連薬のDPP-4阻害剤の効果は，他の人種よりアジア人種においてより高い，という結果が報告されています[10]．DPP-4阻害剤の評価は日本より欧米では低く，その主な理由は血糖降下作用に見劣りがするためですが，これは人種差が影響している可能性があるわけです．

しかし，より新しいメタ解析である2016年の『Journal of Endocrinological Investigation』の論文では，メトホルミンに上乗せした際のDPP-4阻害剤の効果には，人種間の差はみられない，という異なる結果が得られています[11]．

国際的な評価という観点から考えても，現行で第一選択となりうるインスリン分泌促進剤は，DPP-4阻害剤とGLP-1アナログの，インクレチン関連薬であると考えるのが妥当です．そして，治療効果が不十分である場合に限って，少量のSU剤の使用を考慮します．

高齢者における糖尿病治療の考え方

　人種差とともに，2型糖尿病の治療においての大きな問題は，高齢者における糖尿病の治療をどう考えるのか，ということです．2000年代初め頃までは，糖尿病治療を年齢により変える，という考え方は国際的にありませんでした．年齢はどうあれ，小血管合併症の予防のためには，HbA1cを7.0%以下にするというコントロール目標が，適応されると考えられていました．

　ただ，実際には2型糖尿病を治療した場合の効果を検証した臨床試験の多くでは，その多くが65歳未満の患者をその主な対象としていて，それより上の年齢の患者も含まれてはいますが，その人数は少なく，腎機能や肝機能など，内臓機能の低下したような高齢者も，除外される傾向にありました．

　その一方で，現実には高齢の2型糖尿病の患者は多く，今後さらにその比率が高くなることが想定されます．

　年齢を考慮しないコントロール目標を，高齢者に適応する場合の問題点は何でしょうか？

　2型糖尿病の治療の目的は，小血管の合併症と大血管の合併症をともに予防することにより，患者さんの予後を改善することです．こうした合併症は少なくとも数年をかけて進行します．ある程度進行してしまった合併症や動脈硬化に対する効果は，まだ起こっていないか，軽症の段階にある場合と比べれば，より限定的と考えられます．

　この2つの推測からわかることは，2型糖尿病の治療の効果は，その患者さんの年齢とそのときの身体の状態に，大きく左右される事項だ，ということです．

　血糖降下療法の効果は，より若い年齢で，合併症や動脈硬化が軽い状態であるほど，より高いと想定されますが，その一方で血糖を薬などで強制的に下げることは，低血糖などのリスクを伴います．

　若い年齢層ではその効果はリスクを上回りますが，高齢者では厳しいコントロールをすれば，低血糖のリスクがその効果を上回

るという可能性が高くなるのです．

　ここにおいて，高齢者の2型糖尿病のケースでは，患者さんのその時点での年齢と，合併症や動脈硬化，臓器障害の進行の程度から，糖尿病の治療目標を，個々に設定する必要がある，ということになるのです．

　欧米では高齢者糖尿病の血糖コントロールのガイドラインが，2000年代の初めにはいろいろな形で作成されていて，2011～2012年くらいにほぼ決定されています．

　米国糖尿病学会（American Diabetes Association）のガイドラインは2012年に作成されています[12]．65歳以上の年齢の2型糖尿病患者の目標HbA1cは，元気な高齢者で7.5％未満，軽度の認知症などがある場合には8.0％未満，高度の認知症などがある場合には8.5％未満となっています．

　2011年の**欧州糖尿病作業部会（European Diabetes Working Party）の指針**では，70歳以上の高齢者において，毎年患者の身体機能や認知機能をチェックし，85歳以下では心血管疾患のリスクも算出したうえで，血糖降下療法の意義が大きい場合には，HbA1c 7.0～7.5％を目標とし，身体状態や認知機能が低下している場合には，HbA1c 7.6～8.5％を目標とした治療を行います[13]．グリベンクラミドなどのSU剤は使用しないことが要件となっています．

　日本での高齢者糖尿病のコントロール指標は，欧米よりかなり遅れて，2016年5月20日に日本糖尿病学会に，「高齢者糖尿病の血糖コントロール目標について」というステートメントの形で発表されました[14]．これは基本的には米国糖尿病学会の指針をアレンジしたものです．

　認知機能が正常でADLが自立している65歳以上の高齢者では，HbA1c 7.0％未満を目標としますが，インスリンやSU剤など，重症低血糖の発症リスクの高い薬剤の使用時には，75歳未満では7.5％未満（下限6.5％），75歳以上では8.0％未満（下限7.0％）と分類されています．軽度の認知機能低下があったり，ADLが軽度低下しているケースでは，通常はHbA1c 7.0％未満を目標と

し，インスリンや SU 剤使用時にはこれを 8.0％未満（下限 7.0％）に調整します．そして，中等度以上の認知機能低下があったり，ADL の低下や臓器障害のあるケースでは，通常の目標 HbA1c が 8.0％未満で，インスリンや SU 剤使用時にはこれを 8.5％未満（下限 7.5％）としています．

　この基準は数値としてはおおむね妥当なものだと思います．ただ，実際にこれを臨床に適応しようとすると，1％の幅に薬剤でコントロールするという技量が必要になります．海外の大規模臨床試験においても，目標値と実際の HbA1c 値との間には，0.5 から時に 1％を超える乖離がありますから，これほど細かく設定することに，果たして臨床的意義があるのかと考えると，疑問に思います．

　日本のガイドラインの場合，実際の糖尿病治療薬の使用は**「高齢者の安全な薬物療法ガイドライン」**を参照すると記載されています[15]．これは日本老年医学会が編纂したものですが，これをみるとほぼすべての経口糖尿病薬が，高齢者では中止を考慮するべき薬剤の範疇に入っています．ほぼ唯一の例外が DPP-4 阻害剤と GLP-1 アナログのインクレチン関連薬で，次にどうにか使えそうなのは，心不全のない患者に対するチアゾリジン系のピオグリタゾンです．

　欧米のガイドラインでは，高齢者の薬物治療においても，第一選択はメトホルミンです．しかし，日本の指針においては，メトホルミンは可能な限り使用を控えるとされていて，特に 75 歳以上の高齢者では新規処方は推奨しない，という強い表現になっています．それでは，その根拠はと言うと，ビグアナイト薬の適正使用に関する委員会による提言の文書があるだけです．これは日本を代表する糖尿病の専門家の連名によるものですが，特に定義のない「高齢者」に対して，「慎重に投与する」と記載され，75 歳以上の高齢者に対しては「より慎重な判断が必要である」と記載されています[16]．いかにも日本的な玉虫色の文書ですが，これを読む限り，メトホルミンは 75 歳以上では処方不可，と捉えても仕方のないように思います．

糖尿病治療薬の始め方

それでは，75歳以上の高齢者において，2型糖尿病が発症し，薬物治療の適応と考えられた場合には，治療薬は何を用いれば良いのでしょうか？

　日本のガイドラインを元にして考える限り，第一選択はDPP-4阻害剤もしくはGLP-1アナログと，そう考えざるを得ません．

糖尿病治療薬の始め方についての私見（図3）

　以上述べてきたように，2型糖尿病の薬物治療開始の方針には，多くの議論があり，かつ日本と欧米の方針の乖離もあって，一定の結論に至っていません．したがって，2型糖尿病の患者さんを前にしたとき，臨床医は個々の判断で治療薬の選択をする必要があります．

　まず，治療目標の設定については，高齢者以外ではHbA1cで7.0％をめざす，と言う点ではほぼ見解は一致しています．大血管合併症（動脈硬化）の予防に関しては，それで不十分であることは明らかですが，それより厳しいコントロールの有効性も否定的です．

　現状GLP-1アナログであるリラグルチドと，SGLT2阻害剤であるエンパグリフロジン，基礎薬であるメトホルミンと，チアゾリジン系のピオグリタゾンについては，その使用により，一定の大血管合併症予防効果と生命予後の改善効果があるとするデータが存在しています．

　欧米での第一選択薬であるメトホルミンについては，人種差による2型糖尿病の病態の違いを指摘する意見がありますが，メトホルミンの使用を否定するような根拠には乏しく，個人的には欧米と同様の薬剤選択を行うことで，問題はないと思います．ただ，DPP-4阻害剤については，人種差による効果の違いがある可能性があり，否定的なデータもありますが，その点は考慮する必要があります．

　したがって，74歳以下の2型糖尿病の薬物治療においては，

メトホルミンを第一選択薬として，そこにGLP-1アナログとDPP-4阻害剤，SGLT2阻害剤とピオグリタゾンを，適宜上乗せで使用することが，現状では最善の選択肢と考えられます．

75歳以上の年齢で2型糖尿病の治療を開始する場合には，日本の保険診療による制約を考えると，医療コスト的には疑問もありますが，DPP-4阻害剤を使用して，HbA1cが8.0％を超えないようなコントロールをめざすことが妥当です．

74歳以下の年齢層においては，HbA1c 7.0％を目標とし，実際の到達HbA1cは7.5％未満を想定した薬物治療を行います．未治療でのHbA1cが8.5％を超えていれば，時間をおかずにすぐに薬物治療を開始し，8.5％以下であれば生活改善などの指導を行って，通常3ヵ月未満の経過観察を行います．3ヵ月後にHbA1cが7.5％を超えていれば，薬物療法を開始します．

治療薬剤としては原則メトホルミンを第一選択とします．1日500 mg（分1～2）から開始し，問題がなければ増量して1日2,000 mgまでは使用します．それでコントロール目標であるHbA1cに達しない場合には，DPP-4阻害剤，GLP-1アナログ，ピオグリタゾン，SGLT2阻害剤のなかから，患者さんの病態に合わせ薬剤を選択して上乗せします．

▶各薬剤使用時の注意点

メトホルミン

メトホルミン使用時の注意点は，アルコール依存症の患者では使用を控えることと，脱水になりやすいような病態では，慎重に使用を行うことです．

ピオグリタゾン

ピオグリタゾンは最近の検証では[4]，必ずしも心不全の悪化との関連は認められていないのですが，水分の貯留傾向は生じるので，顕性の心不全では処方を控えるのが，現行の日本の添付文書上は妥当です．もう1つのこの薬の問題点である膀胱癌の発症リスクについては，最近の報告では問題ないとする見解が主流

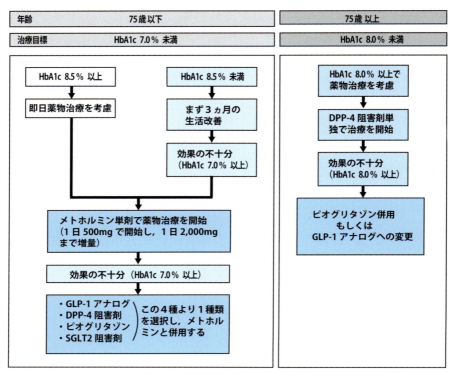

図3　2型糖尿病治療薬の始め方

です[17]．ただ，臨床医としては，若干の懸念がある以上，定期的な心機能のアセスメントと，膀胱癌のスクリーニングは，行いつつ処方を継続するのが望ましいと考えます．具体的には，3ヵ月に一度の尿検と，1年に一度の腹部超音波検査，半年に一度のNT-proBNPのチェックと，可能であれば1年に一度の心エコー検査を行います．

GLP-1アナログとDPP-4阻害剤

　　DPP-4阻害剤とGLP-1アナログについては，心不全悪化のリスクと，膵炎や膵癌の発症リスクの増加が，有害事象としては問題点として残っています．ただ，これも最近の検証では，心不全の予後をむしろ改善するという報告があり[4]，膵炎や膵癌のリス

クも，あるとしてもかなり低いものにとどまる[18]という見解が主流です．これも最低限のアセスメントとして，心機能についてはピオグリタゾンと同様の評価を行い，膵臓病変に関しては，半年に一度のアミラーゼやリパーゼの測定，そして1年に一度の腹部エコー検査は継続して行います．

SGLT2 阻害剤

SGLT2 阻害剤は特に心血管疾患リスクや生命予後が改善されたとするデータにより，最近非常に注目を集めていますが，脱水や外陰部感染症のリスクがあり，その評価は現時点では未知数の部分が多いと考えられます．現状75歳以上では使用は控えることが妥当です．

まとめ

- 2型糖尿病の治療目標には3つの段階があり，高浸透圧性昏睡などの予防には HbA1c 8.0％未満をめざせば良く，小血管合併症の予防には 7.0％未満をめざす血糖コントロールが必要です．
- 大血管合併症の予防については，現時点で確実なコントロール目標はありません．74歳以下では HbA1c 7.0％を目標として，メトホルミンで治療を開始し，目標に単剤で達しなければ，DPP-4 阻害剤，GLP-1 アナログ，ピオグリタゾン，SGLT2 阻害剤のうちのいずれかを上乗せして使用します．
- 75歳以上の高齢者では，8.0％未満を目標として，DPP-4 阻害剤，GLP-1 アナログ，ピオグリタゾンのいずれかで治療を開始します．

文 献

1) UKPDS Group：Intensive blood-glucose control with sulphonylureas or insulin compared with conventional treatment and risk of complications in patients with type 2 diabetes (UKPDS 33). Lancet 352：837-53, 1998.
2) Tancredi M, Rosengren A, Svensson AM, et al.：Excess mortality among persons with type 2 diabetes. N Engl J Med 373(189)：1720-32, 2015.

3) Action to Control Cardiovascular Risk in Diabetes Study Group, Gerstein HC, Miller ME, et al.：Effects of intensive glucose lowering in type 2 diabetes. N Engl J Med 358(24)：2545-59, 2008.
4) Hippisley-Cox J, Coupland C：Diabetes treatments and risk of heart failure, cardiovascular disease, and all cause mortality：cohort study in primary care. BMJ 354：i3477, 2016.
5) Marso SP, Daniels GH, Brown-Frandsen K, et al.：Liraglutide and cardiovascular outcomes in type 2 diabetes. N Engl J Med 375(4)：311-22, 2016.
6) Zinman B, Wanner C, Lachin JM, et al.：Empagliflozin, cardiovascular outcomes, and mortality in type 2 diabetes. N Engl J Med 373(22)：2117-28, 2015.
7) 日本糖尿病学会編・著：糖尿病治療ガイド 2016－2017．文光堂，2016.
8) American Diabetes Association：Standards of medical care in diabetes-2016. Diabetes Care 39(Suppl.1), 2016.
9) Kodama K, Tojjar D, Yamada S, et al.：Ethnic differences in the relationship between insulin sensitivity and insulin response：a systematic review and meta-analysis. Diabetes Care 36(6)：1789-96, 2013.
10) Kim YG, Hahn S, Oh TJ, et al.：Differences in the glucose-lowering efficacy of dipeptidyl peptidase-4 inhibitors between Asians and non-Asians：a systematic review and meta-analysis. Diabetologia 56：696-708, 2013.
11) Gao W, Wang Q, Yu S：Efficacy, safety and impact on β-cell function of dipeptidyl peptidase-4 inhibitors plus metformin combination therapy in patients with type 2 diabetes and the difference between Asians and Caucasians：a meta-analysis. J Endocrinol Invest 39：1061-74, 2016.
12) American Diabetes Association：Standards of medical care in diabetes-2012. Diabetes Care 35(Suppl.1)：S11-S63, 2012.
13) Sinclair AJ, Paolisso G, Castro M, et al.：European Diabetes Working Party for People. European Diabetes Working Party for Older People 2011 clinical guidelines for type 2 diabetes mellitus. Executive summary. Diabetes Metab 37(Suppl. 3)：S27-S38, 2011.
14) 高齢者糖尿病の治療向上のための日本糖尿病学会と日本老年医学会の合同委員会：高齢者糖尿病の血糖コントロール目標について．2016 年 5 月 20 日．http://www.jds.or.jp/modules/important/index.php?page=article&storyid=66
15) 日本老年医学会編著：高齢者の安全な薬物療法ガイドライン 2015．メジカルレビュー社，2015.
16) ビグアナイド薬の適正使用に関する委員会：ビグアナイド薬の適正使用に関する Recommendation（2016 年 5 月 12 日改訂）．http://www.fa.kyorin

co.jp/jds/uploads/recommendation_metformin.pdf
17) Korhonen P, Heintjes EM, Williams R, et al.：Pioglitazone use and risk of bladder cancer in patients with type 2 diabetes：retrospective cohort study using datasets from four European countries. BMJ 354：i3903, 2016.
18) Egan AG, Blind E, Dunder K, et al.：Pancreatic safety of incretin-based drugs—FDA and EMA assessment. N Engl J Med 370(9)：794-7, 2014.

第 5 章　糖尿病治療薬の始め方・やめ方

糖尿病治療薬のやめ方

Point
- ☑ 高齢者の 2 型糖尿病治療の考え方
- ☑ 高齢者における 2 型糖尿病治療薬の減量と中止法

背　景

　2 型糖尿病の治療について，その治療の必要性については議論の余地はありません．ただ，一生涯治療を継続するべきか，という点においては，必ずしも一致した見解がある，というわけではありません．前述のように高齢になるほど，厳格な血糖コントロールを行うことの意義は低下し，低血糖など予後に悪影響を与える，治療に伴う有害事象は増加します．

　単独に血糖コントロールの指標のみで議論すれば，年齢が 74 歳以下であれば HbA1c 7.0％をめざし，75 歳以上であれば，ガイドラインにより記載に違いはありますが，おおむね 8.0％未満を目標として，7.0％は切らないようなコントロールをめざし，その高齢者に認知症や ADL の低下などの問題があれば，8.5％くらいまでは許容範囲として考えます．

　特にインスリンや SU 剤のような，重症低血糖をきたしやすい薬剤を使用している場合には，低血糖の発症自体が，生命予後に悪影響を与える可能性を重要視するべきです．

　ただ，問題は 2 型糖尿病の治療は長期にわたるものなので，長期間投薬治療を継続していて，病状が安定しているような患者では，SU 剤による処方も継続され，HbA1c が 6.5％くらい，というケース

は結構あるのではないかと思います．

2015年の『JAMA Internal Medicine』の論文によると，2001～2010年の米国において，65歳以上の糖尿病患者の6割はHbA1cが7.0%を切るタイトなコントロール状態にあり，過半数はインスリンやSU剤が使用されていた，という結果になっています[1]．

こうしたケースのすべてが過剰治療とは断定できませんが，少なからず主治医の惰性によって，不必要な投薬が過剰に行われていることは間違いがありません．

こうしたケースでは投薬を適宜変更，減量し，時には中止する，という判断が必要です．

しかし，現行のガイドラインでは，そうしたケースにおける具体的な減量法の記載はないのが実情です．

本項では主にその問題を具体的に考えます．

高齢者の糖尿病治療薬の減量と中止法

欧米のガイドラインでは，65歳以上を高齢者としていることが多いのですが，日本においては75歳以上を高齢者として，別個に考えることが妥当だと思います．

高齢者の2型糖尿病患者の管理については，2012年の『Journal of the American Geriatrics Society』の「Diabetes in Older Adults」という総説と[2]，2016年の『British Medical Journal』の「Management of diabetes mellitus in older people with comorbidities」という総説が[3]，まとまっています．

ただ，薬の減量と中止についての具体的な方法については，いずれも記載はありません．したがって，以下の内容はあくまで筆者の独自の考え方であることを予めお断りしておきます．各薬剤のリスクなどについては，おおむね前項で引用した文献に記載されているため，本項では，前項で解説済みの内容については，個々に文献を対比させることはしていません．

2型糖尿病の患者さんが75歳を超えたとき，診療にあたっている主治医は，その時点で血糖管理のあり方を見直す必要があります．患者さんのHbA1cが8.0％未満であれば，処方を減量するなどして，コントロールを緩めるという選択肢が生まれます．患者さんのADLが低下していれば，8.5〜9.0％までその許容範囲は広がります．

 特にSU剤やインスリンを使用していて，HbA1cが7.0％を切るようなケースでは，速やかに処方を減量し，可能であればより低血糖をきたしにくい，他剤への変更が望ましいと考えられます．インスリン治療については，超高齢者でも予後の改善に結びつくという見解を，表明されている専門家がいますが，少なくとも現行の高齢者糖尿病治療のガイドラインにおいては，そうした記載はなく，生命予後はむしろ悪化するとする考えが一般的です．

 インスリン治療中の高齢者は，強化療法を行っているケースや，合剤を1日2回の処方のケース，超持続型（グラルギンなど）を1日1回で使用しているケースなどがあります．

 強化療法であれば，まず1日1回の持続型を減量し，可能であれば中止します．HbA1cが8.0％を超えて上昇するようであれば，GLP-1アナログ（ビクトーザ）を追加します．その後，食前の超即効型の減量にかかります．

 同じインスリン分泌不全への治療薬という括りで考える場合，インスリンはまずGLP-1アナログで置換し，その後に可能なケースは内服のDPP-4阻害剤へと変更する，というのが無理のない方針だと思います．

 合剤を使用しているケースでは，まず1日2回の超即効型のみとして，HbA1cが8.0％を超えないようであれば，今度は超即効型を減量します．

 超持続型を単独で使用しているケースでは，用量が10単位以下でHbA1cが8.0％未満であれば，いったんリラグルチド【商品名ビクトーザ】0.3 mgに変更し，その後リラグルチドを増量します．インスリンの中止に伴う血糖の急上昇が報告されているので，特にリラグルチドの増量時は，頻回の血糖測定が必須です．血糖上

昇時は速やかにインスリンを再開します．10単位を超えていれば，2単位ごとに減量を試みます．

　SU剤は75歳以上では使用を控えるのが原則です．ただ，少量のSU剤で病状が安定していて，変更が困難なケースもあり，そのあたりは柔軟に考えることが望ましいと思います．ただし，SU剤のリスクについて，特に高齢者の使用が生命予後の悪化に結びつく可能性がある，と言う点については，患者さんとその認識を共有することが必要です．

　SU剤は最小用量まで段階的に減量し，その時点でのHbA1cが7.0％未満であればいったん中止します．7.0％以上である場合には，DPP-4阻害剤への切り替えを行います．DPP-4阻害剤での効果が不十分である場合には，GLP-1アナログへの変更や，心機能に問題がなければ，ピオグリタゾンの上乗せも考慮します．

　日本においては，SU剤の低血糖リスクには差があるとする見解があり，グリメピリド【商品名 アマリールなど】がリスクの少ない薬として頻用されています．ただ，SU剤の種別による低血糖リスクを比較した，2016年の『British Medical Journal』の論文によると，グリベンクラミド【商品名 オイグルコンなど】は他剤より低血糖リスクが高いのですが，それ以外のSU剤は同等の低血糖リスクであるという結論になっています[4]．したがって，グリベンクラミドは避けるべきですが，それ以外のSU剤については，特に変更はすることなく，減量の方針で問題はないと思います．筆者自身はシンプルに考えるために，SU剤は原則グリメピリドのみを使用し，最小用量を1日0.5 mgに設定しています．このようにして，75歳以上の高齢者では糖尿病治療薬を減量もしくは変更し，最終的にはDPP-4阻害剤，GLP-1アナログ，ピオグリタゾンのいずれかで経過をみる方針とします．ただ，欧米で高齢者糖尿病においても第一選択のメトホルミンについては，継続して処方されていた患者さんについては，その処方は続行して，なるべく減量を図り，変更は基本的には行わない方針とします．本来は75歳以上の高齢者においても，メトホルミンを第一選択で問題はないと考えますが，日本の特殊な事情と添付文書の

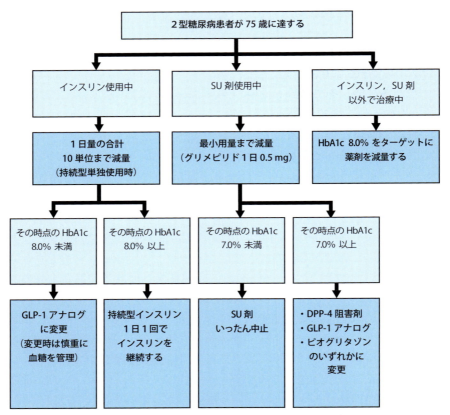

図4 高齢者2型糖尿病治療薬の減量と中止法

記載があるので,これは仕方のないことなのです.

このような方針により,実際には多くの患者が,薬物治療を離脱可能です.

ただ,薬剤を中止した時点でのHbA1cが,7.0%を超えているケースでは,身体状態の変化により急激な血糖上昇は否定できないので,当面の経過観察は必要であると考えられます.これも特にガイドライン的な記載は皆無ですが,中止後3ヵ月は毎月1回は血糖測定を行い,その後1年は3ヵ月ごとにHbA1c測定を行って,1年経過時に問題がなければ,いったん卒業,という方針で考えています(図4).

まとめ

- 2型糖尿病の治療は原則として一生涯継続する性質のものですが，75歳以上の高齢者においては，74歳以下とはコントロール目標が異なるので，その時点で治療の見直しが必要となります．
- HbA1cの目標値は8.0%になり，そのため多くの患者さんでは治療薬の減量と場合によっては中止が可能となります．
- 特にインスリンとSU剤は，低血糖のリスクが高いため，高齢者では原則として使用は推奨されません．一定のアルゴリズムに基づいて減量し，最終的にはより安全生の高い薬剤への変更を目標とします．

文献

1) Lipska KJ, Ross JS, Miao Y, et al.：Potential overtreatment of diabetes mellitus in older adults with tight glycemic control. JAMA Intern Med doi：10.1001/jamainternmed.2014.7345.
2) Kirkman MS, Briscoe VJ, Clark N, et al.：Diabetes in older adults: a consensus report. J Am Geriatr Soc 60(12)：2342-56, 2012.
3) Huang ES：Management of diabetes mellitus in older people with comorbidities. BMJ 353：i2200, 2016.
4) Van Dalem J, Brouwers MC, Stehouwer CD, et al.：Risk of hypoglycemia in usera of sulphonylureas compared with metformin in relation to renal function and sulphonylurea metabolite group：population based cohort study. BMJ 354：i3625, 2016.

第6章
抗甲状腺剤の始め方・やめ方

第6章　抗甲状腺剤の始め方・やめ方

抗甲状腺剤の始め方

Point
- ☑ バセドウ病の薬物治療開始の基準
- ☑ チアマゾールとT_4製剤併用療法の有用性と問題点
- ☑ チアマゾールとT_4製剤併用療法の実際

背景

バセドウ病は自己免疫に伴う甲状腺の病気で，甲状腺機能亢進症を呈する病気のなかでは，もっとも頻度の高いものです．

甲状腺を刺激するTSH受容体抗体という自己抗体が，通常では甲状腺機能をコントロールしている甲状腺刺激ホルモン（TSH）の代わりに甲状腺を過剰に刺激するので，慢性に過剰な甲状腺ホルモンが産生され続ける，甲状腺機能亢進症となるのです．

その診断は動悸や体重減少，発汗やイライラ，下痢などの，甲状腺ホルモンの過剰による症状が，おおむね3ヵ月以上は持続していて，甲状腺は全体に腫れていて，血液検査において，甲状腺ホルモン値が上昇し，その調節をするTSHが抑制され，甲状腺刺激性の自己抗体である，TSH受容体抗体が陽性であることで，ほぼ確定されます．

バセドウ病の治療には，薬物療法と放射性ヨードによる放射線治療，そして手術療法の3種類の治療があります．

このうちどの治療を最初に選択するべきかについては，国内外でさまざまな意見があり，いまだ統一した見解には至っていません．

どの治療にも一長一短があります．

●3つの治療の利点・欠点

薬物治療はどんな医療機関においても，制限なく簡単に施行でき，理

想的に治療が進行すれば，一定期間薬を飲むだけで，その後は医療機関にかかる必要もなくなります．こうした点は大きな利点です．その一方で薬物治療には平均でも2年以上という期間がかかり，いったん治療が終了しても，20〜50％という高い確率で再発する，という欠点があります．使用される薬には，稀ですが顆粒球減少症などの重篤な副作用が発生することがあります．妊娠中の薬剤の安全性についても確定的なことがわかっていません．

　放射性ヨード治療は，高用量の放射性ヨードを内服し，それが甲状腺に集積する性質を利用して，甲状腺の細胞を人工的に破壊し，甲状腺ホルモン値を低下させる治療です．短期間の入院で治療はすみ，効果も確実な点は利点です．しかし，大量の放射性物質を使用するため，妊娠の可能性のある方などは適応外となりますし，放射性物質の管理のできる施設が必要です．被ばくの将来的なリスクもゼロとはいえません．また，確実に正常な甲状腺機能にコントロールすることはできないので，多くの事例で治療後に甲状腺機能低下となり，甲状腺ホルモン剤の使用が必要になります．

　手術治療は，基本的には放射性ヨード治療と同じ考え方で，一部を残して甲状腺組織を物理的に切除する，というものです．手術自体のリスクはありますが，放射線や薬剤を使用する方法ではないため，その副作用や有害事象は問題とはならない利点があります．禁忌がないことも利点です．しかし，放射線治療と同じように，甲状腺組織をどれだけ残せば，患者が将来にわたり甲状腺機能が正常を保てるのか，という点についての，理想的な方程式は存在しないため，放射線治療と同じように，術後少なからぬ患者さんが甲状腺機能低下症となり，生涯にわたり甲状腺ホルモン剤の内服を要するようになります．

●日本においての第一選択治療は薬物治療

　日本においては，ほぼ伝統的に薬物治療が第一選択となっています．その一方で欧米では手術もしくは放射線ヨード治療のほうが，より積極的に選択されます．

　欧米ではコスト意識の観点から，効果が確実で治療期間の短い治療が好まれ，再発の多い不確実な薬物治療はあまり有用とは考えられないか

らです．しかし，甲状腺機能低下が治療後に生じるために，その治療が継続されるケースのあることが議論になっています．

その一方，日本においては，長期間の治療がそれほど問題視はされず，放射線ヨード治療や手術に対しては，そのリスクに対する患者さんの心理的抵抗があることと，特に放射線ヨード治療については，限られた施設でしか施行ができないので，あまり普及はしていません．

それでは，日本においてバセドウ病の第一選択の治療となっている薬物治療には，どのような問題があるのでしょうか？

問題は大きく3点あると思います．

- まず，開始時においては，どの薬をどの程度の量で使用するべきか．
- 次に治療継続中には，一番の長期的な副作用である，薬剤による甲状腺機能低下症をどのようにして防ぐか．
- これが一番の問題になるのですが，どのような指標をもって，治療の終了を決定するべきか．

この3種類の問題点は，実はそれぞれが密接に関連しています．

どのような薬を，どのように使用し，どのように終了すれば，患者への負担が一番少なく，短期間で治療が終了し，再発が抑えられるのか，というスタンダードな方法が存在していないのです．

もちろん多くの研究があり，多くの専門家が，多くのスタンダードな治療法を提唱しています．しかし，それがたとえば高血圧の治療や糖尿病の治療のように，ほぼ世界的に統一されたものになっているか，というと，決してそうしたことはないのです．

したがって，これは正解のある問題ではありません．

ただ，筆者は一時期，甲状腺の専門の教室に身をおき，その後，一般診療において，バセドウ病の患者の診療に携わった経験から，その経験則および自験データに，若干の文献的な考察を付加して，筆者なりの「正解」を皆さんに届けしたいと思います．

バセドウ病治療開始の基準

　バセドウ病はどのようなときに治療をするべきでしょうか？　このシンプルな疑問に，あまり明快な答えが書かれているのを，読んだ覚えがありません．

　手元にある日本甲状腺学会による**「バセドウ病治療ガイドライン 2011」**には，診断基準の記載の後に，治療選択の基準が書かれていて，未治療という選択肢は考慮されていません．しかし，ほんとうにすべてのバセドウ病に治療が必要でしょうか？　この問題にそう簡単に答えられないのは，バセドウ病の診断基準自体が，かなりあやふやに決められているからです．

　ガイドラインにある診断基準によれば，臨床所見として，頻脈などの甲状腺中毒所見とびまん性の甲状腺腫大，眼球突出などの眼症状のいずれかの臨床症状のあることが条件で，検査所見としては TSH が 0.1 μU/mL 以下に抑制されていれば，甲状腺ホルモンの数値自体は軽度であってもバセドウ病の疑いと判断して差し支えがない，ということになります．

　たとえば，甲状腺が触診上で少し腫れていて，問診で，そういえば息切れや動悸がする，という患者さんがいるとします．同意を得て採血をすると，甲状腺ホルモンである遊離 T_4 濃度が，基準値上限の 1.5 倍程度に上昇していて，TSH は 0.1 未満には抑制されています．自己抗体の TSH 受容体抗体も弱陽性です．

　ガイドラインを読めば，この患者さんにもすぐに抗甲状腺剤による治療を開始して差し支えはないように読めます．

　しかし，それはほんとうに患者にメリットのある治療でしょうか？

　筆者がそうした疑問を感じたのは，実際に以下のような事例を経験したからです．

【事例】
　患者さんは 40 代の男性で，健診で腫瘍マーカーとして測定した，サイログロブリンという数値が上昇していました．特に自覚症状はありません．それで近所の総合病院の内科を受診したとこ

ろ，すぐに血液検査を施行されました．その結果では遊離 T_3 が正常上限をわずかに超える高値で，遊離 T_4 が上限の 2 倍程度の上昇です．TSH 受容体抗体もはっきり陽性になっています．診察をした医師は，ここまでの結果をもとにして患者さんをバセドウ病と診断し，抗甲状腺剤であるチアマゾール【MMI；商品名 メルカゾールなど】が 1 日 30 mg で開始されました．

しかし，使用後 2 週間でひどいだるさと体調不良を訴え，TSH が 50 μU/mL を超えるという薬剤性の甲状腺機能低下症となり，チアマゾールの使用は中止されました．病院の主治医は中止後 1 ヵ月で再診を指示し，抗甲状腺剤の量を減らして再開することを勧めましたが，患者さんはその方針には疑問を感じ，そのまま受診はしませんでした．

体調は薬剤の中止により改善したので，そのまま放置としていましたが，1 年後の健診で再びサイログロブリンの高値を指摘されたため，今度は筆者の診療所を受診しました．1 年後に採血したデータは，提供された 1 年前のデータとほぼ同じで，軽度の甲状腺機能亢進症の所見を認めましたが，自覚症状はありません．頸部のエコー検査を施行したところ，甲状腺自体の大きさは正常で，ドップラーでの血流はびまん性に増加が認められましたが，それほど著明な所見ではありませんでした．自覚症状はなく，脈拍は 70 台で頻脈はありません．健診の所見をみても，心血管系の異常を疑わせるものはなく，体重の減少も明瞭ではありません．

そこで筆者は経過観察の方針を選択し，患者さんにもその旨を説明して，最初は 3 ヵ月，その後は半年ごとに経過観察を行いました．その結果，5 年間の経過観察において，わずかな甲状腺機能亢進症を除いては，明らかな所見を認めていません．

皆さんはこの事例をどうお考えになりますか？

▶改めて考えるバセドウ病の薬物治療

バセドウ病にははっきりした甲状腺中毒症状があり，患者さん本人もそれを訴えて受診する場合と，そうではないケースとが存在しています．もちろん甲状腺ホルモン値がより高ければ，自覚

症状もより生じやすい，という傾向はありますが，たとえば遊離T_4濃度が正常上限の2倍程度の事例で考えると，頻脈や体重減少，下痢などの不調を訴える患者がいる一方で，何も症状のない状態が持続するケースも結構存在しています．

　症状のはっきりあるバセドウ病であれば，治療をすることに意義があることは間違いがありません．しかし，データ上は機能亢進症があっても，何も症状のないケースでは，その治療の可否は簡単には決められません．

　軽度やTSHが抑制されているだけで，甲状腺ホルモンの数値は基準値範囲内の，いわゆる潜在性甲状腺機能亢進症でも，心血管疾患のリスクが増加したり，骨代謝の亢進に起因する，骨減少症に伴う骨折リスクの増加などが生じるというデータは存在しています[1]．

　このことからすれば，軽度のバセドウ病でも治療は必要と考えられます．

　しかし，そうした疫学データは生データとしては，その多くが例数は少なく，単独施設で検討されたもので，高血圧や糖尿病の同様のデータと比較すると，その信頼性の面では，かなり見劣りのするものです．

　そして，抗甲状腺剤による治療は，前述の事例でもわかるように，無害なものではなく，時に重篤な有害事象の原因となることもあります．

　つまり，シンプルに考えれば，軽症のバセドウ病の薬物治療は，抗甲状腺剤による治療の効果が，その有害事象のリスクを上回る場合のみ正当化される，ということになるのです．

　そこで個人的には以下のような方針を考えました．

▶現時点でのバセドウ病の薬物治療の方針

　特に自覚症状のない，潜在性もしくは軽度の甲状腺機能亢進症が，何らかのきっかけにより血液検査で確認された場合，まず以下の検査を追加して，その機能亢進症がバセドウ病であるかどうかを検証します．

1つは甲状腺のエコー検査で，甲状腺腫の有無を確認するとともに，ドップラーでびまん性の血流信号の増加がないかどうかを確認します．この所見が揃えばバセドウ病である可能性が高まります．診断基準ではシンチグラフィという放射性元素を用いた検査が推奨されていますが，ほぼエコー検査で代用可能と考えます．

　もう1つはTSH受容体抗体で，この検査が陽性であることにより，これもバセドウ病である可能性が高まります．

　しかし，いずれの検査も，100％その病態がバセドウ病であることを証明するものではありません．

　2つの所見が揃えば，バセドウ病の診断はほぼ間違いがなく，揃わない場合にも可能性は否定できないのですが，一過性の甲状腺機能亢進症などの可能性がより高くなるので，すぐには判断をせずに，3ヵ月後に再検査の方針とします．再検査時にも同様の機能亢進があればバセドウ病の疑いと判断します．

　軽度の甲状腺機能亢進症というのは，おおむね血液中の遊離T_4濃度が，正常上限の2倍以下の場合をさすものとします．

　甲状腺機能亢進症において，患者さんの予後を左右する要素として，心臓への交感神経刺激の負荷的な影響の有無と，骨代謝の亢進による骨減少症の有無とが，主に想定されます．

　その影響を検証する目的で，さらにいくつかの検査を追加します．

　安静時の心電図と血液のBNP（もしくはNT-proBNP）を測定し，心電図異常や病的な頻脈がないことと，心不全の指標であるBNPの上昇がないかを確認します．

　次に骨代謝への病的な影響のないことを確認するために，骨吸収のマーカー（NTxやデオキシピリジノリンなどのうち1種類）と骨塩量の測定を行います．この場合の骨塩量の測定は，DEXA法でもより簡易的な方法でもいずれでも問題ありません．

　心血管系の検査においても骨代謝の検査においても，異常所見が認められなければ，その時点で自覚症状のないバセドウ病が，治療の積極的適応とは考えにくいので，まずは3ヵ月，その後は半年〜1年ごとの経過観察の方針とします．

それでは診療所の臨床データを示します．

▶軽症バセドウ病の長期経過

　2008〜2013年までの6年間に，甲状腺中毒症状のない，バセドウ病疑いの患者さんは32名受診しました．そのうち，潜在性もしくは遊離T_4もしくは総T_4の濃度が正常上限の2倍未満であった事例は30名でした．つまり，ほとんどの症状のないバセドウ病の患者さんは，この基準を満たしていることがわかります．この30名の患者さんに対して，上記の診断のための検査を行うと，27例はTSH受容体抗体が陽性で，21例では典型的なエコー所見を示しました．両者の所見を満たした事例は20例であったので，今回の検討では，この20例のみを対象としました．

　20例の平均年齢は40.2±8.2歳で，男女比は女性が14名に男性が6名です．ただ，この年齢と男女比は，受診した患者さんの多くが健診のサイログロブリンの異常がきっかけであったことが影響しているので，一般的な比率とはまた別に考える必要があります．

　この20例のすべてにおいて，心電図とBNP，および骨吸収のマーカーであるNTxとDIP法による骨塩量測定を行ったところ，異常所見は1例も認められませんでした．

　一方で2011〜2013年に診療所を受診した，甲状腺中毒症状のあるバセドウ病患者さん12例の検討では，すべての事例において，心電図，BNP，NTx，骨塩量，いずれかの検査で異常が認められ，10例ではすべての検査所見に異常が認められました．ただし，このなかには遊離T_4もしくは総T_4濃度は，正常上限は超えているものの，その2倍を超えない事例も含まれています．

　次に甲状腺中毒症状がなく甲状腺機能異常が軽度で，心血管と骨代謝の検査にも異常の認められない20事例を，ヨードの過剰摂取などの環境要因のないことを確認のうえ，最初は3ヵ月後，次は半年後という頻度で経過観察を行うと，平均観察期間5.32年において，観察期間中の甲状腺機能の悪化や，検査データの異常の出現は，1例も認められませんでした．

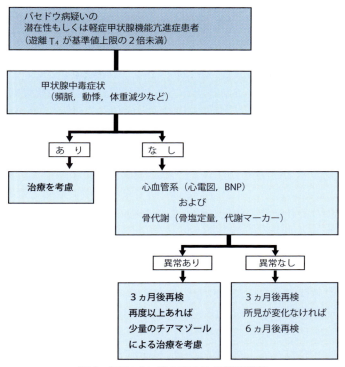

図1 軽症バセドウ病の治療開始基準

▶自験例の検討からわかること

　　この自験例の検討からわかることは，軽症の自覚症状のないバセドウ病においては，少なくとも5年くらいの観察期間において，甲状腺機能が完全に正常化する可能性はあまりないけれど，悪化することも頻度的には少なく，未治療で観察のみの方針としても，患者さんの予後に明確な影響を与える可能性は低い，ということです．

　　したがって，こうした事例においては，バセドウ病であるということのみで，薬物治療を開始することは適切ではないように思われます．

　　それでは，上記のことをまとめて，筆者流のバセドウ病の薬物治療開始の基準を示します（**図1**）．

頻脈や体重減少などの自覚症状があれば，軽症でも治療を開始し，自覚症状のない場合には，心血管系と骨代謝のチェックを行ったうえで，その異常が認められれば，3ヵ月の観察期間をおいて異常が持続することを確認のうえ，比較的少量のチアマゾールで治療を開始し，異常が認められなければ，定期的な経過観察の方針とします．

チアマゾールと T_4 製剤の併用療法の有用性について

前述の基準により，バセドウ病で薬物治療の適応となった場合，どのような薬の使用法が，もっとも安定した効果が期待できるでしょうか？

抗甲状腺剤にはチアマゾール【MMI；商品名 メルカゾールなど】とプロピルチオウラシル【PTU；商品名 チウラジールなど】があり，どちらがより良いのかについても，いろいろな議論がありますが，現時点では妊娠初期を除いては，チアマゾールが第一選択で，プロピルチオウラシルの使用は，妊娠初期および副作用などのために，チアマゾールが使用できないケースなどに限られます．

これは，チアマゾールのほうが効果が強く，その半減期も長いために，作用が安定していると考えられるためです．

古くから行われている，チアマゾールによるバセドウ病治療の一般的な方法は，1日量が 30 mg かそれ以上の，高用量から使用をスタートし，1～2ヵ月で甲状腺機能が正常化したら，それに合わせて薬を減量し，ごく少量（1日おきに 5 mg か，連日 2.5 mg 程度）でも持続的に正常の甲状腺機能が維持されれば，薬剤をいったん中止して様子をみる，という一連の段取りです．

これは甲状腺機能亢進症状が中等度以上のバセドウ病では，おおむねこの通りで問題はないのですが，軽度のバセドウ病では，2週間程度の短期間でも，機能低下症となる事例がしばしばあり，そうと気づかずに処方を継続すれば，医原性の甲状腺機能低下症となって，チアマゾールの使用を一時中止せざるを得なくなりま

す（事例参照）．

　最近では，1日15 mgという，比較的少量での開始でも，中等度までのバセドウ病であれば，甲状腺機能が正常化するまでの期間はさほど変わらない，というデータが発表され，この用量を標準とするべきではないか，という意見もあります[2]．

　しかし，低用量で開始した場合には，治療を継続する期間は短くなり，早期に治療を終了する運びとなります．

　バセドウ病の薬物治療の一番の問題点は，治療終了後の再発率の高さですから，早期に維持量まで抗甲状腺剤を減量する，という方法をとることは，再発率をさらに上げる可能性を否定できません．

　チアマゾールによる治療でバセドウ病を治癒させるためには，十分な量のチアマゾールを，なるべく長期間使用するほうが良いのですが，一方で高用量のチアマゾールを長期間使用すれば，甲状腺機能低下症になってしまいますし，顆粒球減少症などの重篤な副作用も，増える可能性が高くなります．

　このジレンマを，どのように解決すれば良いのでしょうか？

　1991年の『The New England Journal of Medicine』に，抗甲状腺剤の新しい使用法により，バセドウ病の再発率を劇的に減少させたとする，当時としては画期的な治療法の有効性を検討した論文が掲載されました[3]．

　これは筆者が以前在籍していた教室の業績ですが，その後，否定的な意見が多く寄せられ，今ではほとんど存在しないような扱いで，ガイドラインにおいても推奨されていません．

　しかし，筆者はややオリジナルからは変法になりますが，この治療を継続して行っていますし，後で自験例を紹介しますが，通常の方法と比較して，確実に安全性が高く再発率も減少させることが可能だという見解をもっています．控え目にいって，否定する合理的な理由に乏しい，というのが筆者の現時点での見解です．

　以下その点について説明を加えたいと思います．

▶現時点での筆者の見解

　ここで試みられている方法はどのようなものかというと，バセドウ病の患者さんにまず半年間，1日30 mgのチアマゾールを継続して使用します．これは初期量で，前述のように，よほど重症の甲状腺機能亢進症でない限り，通常は1～2ヵ月以内には甲状腺機能は正常化しますから，その時点で減量するのが通常で，ちょっとこれは特殊な方法です．

　その後患者を2つの群に分け，一方はチアマゾールの10 mgと，甲状腺ホルモン製剤である T_4 製剤【商品名 チラーヂンSなど】の100 µgを併用して治療し，もう一方はチアマゾールは同じで，T_4 製剤の代わりにプラセボを使用します．これで1年間の治療を継続してそのまま治療を終了し，その後未治療で3年間の経過観察を行います．

　その結果は驚くべきもので，3年間の観察期間中に，プラセボを使用した群では再発率が34.7％であったのに対して，T_4 製剤を併用した群では，再発率は1.7％という低率になっていました．

　つまり，1年間のチアマゾールと T_4 製剤の併用により，バセドウ病の治療後の再発率は，著明に抑制されたのです．

　文献の著者らの考察では，この併用療法によってTSHの持続した状態が継続されたことで，バセドウ病の原因である自己抗体が抑制された可能性と，T_4 製剤自体が自己抗体を抑制した可能性が指摘されています．

　非常に興味深いデータであることは間違いがありません．

　ただ，ここまでお読みいただいた皆さんは，すぐにいくつかの疑問を感じられるのではないかと思います．

　最大の疑問は特に対象患者を絞り込むことなく，すべてのバセドウ病の患者に，1日30 mgという高用量のチアマゾールを，半年という長期間用量を変えることなく使用していることで，こうした治療をすれば，間違いなく多くの患者さんが甲状腺機能低下症になると思われますが，その点が文献にはまったく記載されていない，ということです．さらにはプラセボ群では，その後10 mgが1年にわたり使用されていて，これも高率に甲状腺機

能低下症になるはずですが，その点も明確な記載がありません．

　この論文の発表以降，多くの追試が世界中で行われましたが，論文のポイントであるバセドウ病の再発の抑制という点に関しては，論文のような結果は一度も再現されませんでした．

　そんなわけで2000年頃には，この論文の結果はかなりの疑義をもって受け止められるようになり，この治療は無意味なものであるとの考えが広まりました．

　確かに高用量のチアマゾールを半年間使い続けるという方法と，T_4製剤との併用により劇的にバセドウ病の再発が減るという結果には，追試も成功していない以上，そのまま信頼するのには無理があります．

　しかし，T_4製剤をチアマゾールと併用して，TSHを人工的に長期間抑制するという治療法については，これを単純に忘れ去るのは惜しいと思います．

　筆者がこの論文を発表した教室にいたときにも，多くの先輩はチアマゾールとT_4製剤との併用療法を行っていましたが，この論文通りの使用法を行っていた先輩は，実際にはいませんでした．

　筆者が実際に教わった方法は，まずチアマゾールを1日30 mgから開始し，1〜2ヵ月経過したところで，甲状腺機能がほぼ正常化していながらTSHはまだ抑制されているタイミングで，チアマゾールを1日20 mgに減量して，そこにT_4製剤の75〜100 μgを併用します．この状態を通常より長期間継続してから，チアマゾールを徐々に減量し，最後はチアマゾールを切った後に，しばらくT_4製剤のみを継続して，最終的にすべての治療を終了します．軽症のバセドウ病では，チアマゾールの初期量は1日15 mgからの開始で，前述のように差し支えはありませんから，その場合は最初に1ヵ月程度チアマゾール15 mgを単独で使用し，それからそこにT_4製剤を100 μg追加するだけなので，至ってやることはシンプルになります．

　この治療法のメリットはいくつかあります．

> 【利点】
> ● 治療中の甲状腺機能低下症のリスクがない
> ● 維持量を調節しやすく，服薬コンプライアンスが改善する
> ● 通常の維持量より高用量を継続するため，再発を抑制する可能性がある
>
> 【欠点】
> ● 治療中止の判断が難しい
> ● 潜在性甲状腺機能亢進症のリスクがある

図2　チアマゾールと T_4 製剤併用療法の利点と欠点

▶本治療法の利点・欠点

　利点の1つ目は，T_4 製剤を併用することにより，通常の抗甲状腺剤による治療で問題となる，薬剤性の甲状腺機能低下症のリスクをほぼゼロにすることが可能となることです．その一方でチアマゾールは，通常の治療よりは高用量を継続することが可能となります．

　通常の治療では，特に軽症～中等症では，チアマゾールは比較的短期間で減量が可能となるので，たとえば2年間の治療が必要と教科書などに記載されていても，実際には半年くらいで5 mgくらいに減量され，その後は少量が持続されることが多くなるのです．

　仮に併用療法に再発抑制効果があるとするなら，それは通常の治療より長期間，比較的高用量のチアマゾールの使用が，この方法により可能となるためではないかと考えられ，それが1日30 mg以上であれば，無顆粒球症などの有害事象が問題となりますが，20 mg以下の使用であれば，そのリスクはかなり低いと考えられるのです．

　また，通常の治療法では維持療法として，1日おきや週に2回というように，間隔をあけてチアマゾールを使用することがよく行われていますが，実際にはこれは服用する患者さんからすれば非常に面倒で，飲み忘れたり治療を中断する，大きな要因となっています．要するにあまりそうした治療を，長期間継続することは現実的ではないのです．

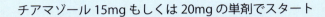

```
軽症～中等症の症状のあるバセドウ病
          ↓
チアマゾール 15mg もしくは 20mg の単剤でスタート
          ↓
1～2ヵ月で甲状腺機能がほぼ正常化したら，
TSH がまだ抑制されているうちに，
$T_4$ 製剤 75～100 μg（通常100 μg）を上乗せ
          ↓
15mg以上のチアマゾールを副作用に注意を払いつつ，
6ヵ月以上継続
          ↓
$T_4$ 製剤は固定したまま，チアマゾールを5mgごとに減量し，
5～2.5mgの維持量に至る
```

図3　チアマゾールと T_4 製剤併用療法の手法

　しかし，この併用療法では，甲状腺機能低下症が生じないので，維持療法はチアマゾール 5 mg もしくは 2.5 mg を連日の服用で問題なく，中断や飲み忘れを防げることも大きな利点です．

　一方でこの方法の欠点は，T_4 製剤を使用することで TSH を人工的に抑制しているため，治療中止の判断が難しいことと，人工的に潜在性甲状腺機能亢進症にするリスクを，どの程度に考えれば良いのか，という点にあります．

　ただ，TSH を抑制していても，サイログロブリンや TSH 受容体抗体などの指標は存在しますし，そもそも後述するように，併用療法を行っていなくても，抗甲状腺剤の中止の時期には，明瞭な基準は存在していないのが実際なのです．

　また，2 年程度で原則として治療は終了するのですから，潜在性甲状腺機能亢進症による心血管疾患などのリスク増加も，通常は大きな問題にはならないと思います．

　以上をまとめると**図2**のようになります．

このように，チアマゾールとT_4製剤の併用療法は，これまでの方法にない多くの利点をもち，欠点は少ないので，抗甲状腺剤によるバセドウ病治療の第一選択として，推奨可能な治療であるように，個人的には思います．

　しかし，それが否定されているのは，最初の論文があまりにセンセーショナルに取り上げられ，その治療のプロトコールには多くの疑問点があり，追試によってその再発率の抑制効果が確認されなかった，という点が大きいのです．

　筆者も論文に書かれている通りの方法で，適切な治療効果が得られるとは思いませんし，再発率の抑制については，否定も肯定もできない事項のように思います．

　しかし，この方法の利点と欠点をともに十分理解したうえで，より実地臨床で問題のない形に変えて治療法として用いれば，現行の方法に勝るもののように思います．

　それでは本稿の最後に，筆者が実際に行っている方法をまとめておきます（図3）．

まとめ

- バセドウ病には3種類の治療がありますが，日本では種々の要因により，抗甲状腺剤による薬物療法が第一選択として施行されています．
- しかし，この抗甲状腺剤の治療には，治療開始の判断の難しさと，治療中止の判断の難しさ，という問題点があります．現行のガイドラインには，その疑問の答えが書かれていません．
- 現状の方針では，検査で顕在性の甲状腺機構亢進症があれば，軽症であっても治療を開始することになっていますが，実際にはそうした状態で治療を行うと，高率に薬剤性の甲状腺機能低下症をきたし，患者の状態は悪化します．
- このため，遊離T_4濃度が正常上限の2倍以内で，心臓への負担や骨代謝への悪影響が，検査上問題のない，無症状で軽症のバセドウ病については，すぐに治療を開始せず，経過観察を行うことが適切

- だと考えられます．
- 現行のガイドラインでは推奨されていませんが，安定した効果の期待できるバセドウ病の薬物治療に，チアマゾールと T_4 製剤の併用療法があります．
- この治療は初発の論文における手法が，かなり特殊で再現性に乏しいものであったので，今では忘れられていますが，治療中の甲状腺機能低下症のリスクがなく，服薬コンプライアンスが改善するなど，多くの利点があります．
- 実際の方法としては，軽症からスタートし，1〜2ヵ月（場合によりもっと短期間）で甲状腺機能がほぼ正常化したら，T_4 製剤を 75〜100μg（通常 100μg）併用します．
- 15mg以上のチアマゾールを，副作用に注意しつつ，半年以上継続し，T_4 製剤は固定したまま，減量して 5〜2.5 mg の維持量に至ります．

文 献

1) Selmer C, Olsen JB, Hansen ML：Subclinical and overt thyroid dysfunction and risk of all-cause mortality and cardiovascular events：A large population study. J Clin Endocrinol Metab 99：2372-82, 2014.
2) Shiroozu A, Okamura K, Ikenoue H：Treatment of hyperthyroidism with a small single daily dose of methimazole. J Clin Endocrinol Metab 63：125-8, 1986.
3) Hashizume K, Ichikawa K, Sakurai A：Administration of thyroxine in treated Graves' disease：Effects on the level of antibodies to thyroid-stimulating hormone receptors and on the risk of recurrence of hyperthyroidism. N Engl J Med 324：947-53, 1991.

第6章 抗甲状腺剤の始め方・やめ方

抗甲状腺剤のやめ方

Point

- ☑ 従来のバセドウ病薬物治療の中止のタイミング
- ☑ チアマゾールと T_4 製剤併用療法における治療終了の基準
- ☑ チアマゾールと T_4 製剤併用療法の再発率

背 景

バセドウ病の薬物治療において，もっとも大きな問題は，抗甲状腺剤を中止するときのタイミングをどうするか，ということです．

前述のように，日本におけるバセドウ病の治療の主力は，抗甲状腺剤（主にチアマゾール）による薬物治療で，通常は初期量から徐々に減量し，少量をある程度の期間継続したうえで，2年程度で薬剤を中止して経過をみるのが，一般的な方法です．

しかし，治療を行って中止した後に，少なく見積もっても2割を超える患者が再発することが，問題点として指摘されています．

欧米においては割り切った考え方があって，おおむね治療開始後1年半～2年で，患者の状態にはかかわらずに治療をいったん終了し，それで再発が起これば，今度は放射性ヨード治療もしくは手術治療に方針が変更されますから，方針はある意味シンプルです．この考えは，18ヵ月を超える期間の治療で，その後の再発率には差がない，というデータをもとにしています[1]．

一方で日本の場合は，再発の事例においても，再度，薬物治療が選択されることが多いと思います．そして，再発後の治療は，初回治療よりも治療期間が長くなりがちです．

甲状腺専門病院で治療を受けていながら，10年以上少量のチアマ

ゾールを使用し続けている患者さんを，筆者は複数知っています．チアマゾールを1日おきに1錠ずつとか，週に2回1錠ずつ，といった処方が継続され，通院も半年に一度くらいになっています．こういう処方をもちろん律儀に継続されている患者さんもいるのですが，それよりおそらくは数倍は多くの患者さんが，実際には自己判断で服薬を中止しています．

　教科書やガイドラインには，そうした漫然とした処方を容認し推奨するような記載はありませんし，こうした事例はあまり専門医療機関の治療成績のようなものではふれられていないことが通常です．しかし，実際には10年を超えるような，抗甲状腺剤の超長期処方は決して稀ではないのです．

　一番の問題は，治療を中止する指標となるものが，臨床において確立されていない，という事実にあります．

　本項においては，まず日本のガイドラインに示された抗甲状腺剤中止の基準案とされているものの根拠を分析し，そのうえで前項で示した，チアマゾールとT_4製剤の併用療法を施行した場合の，治療中止の私案と，その裏づけとなる自験データを示します．

ガイドラインに示された薬剤中止のタイミングとその根拠

　日本甲状腺学会による「バセドウ病治療ガイドライン2011」では，チアマゾールを1日おきに5 mg使用した状態で，甲状腺機能が正常な状態（TSHが正常な状態）が，半年以上持続した場合に，中止を考慮する，ということになっています．

　この記載の根拠となっているのは，2011年の日本内分泌学会誌に英文掲載された，大阪のすみれクリニックの医師らによる論文です[2]．

　これは単独施設において，バセドウ病に対して抗甲状腺剤による治療を受け，少量の維持量の投薬で甲状腺機能が正常を維持す

る状態を，3ヵ月以上持続したうえで治療を中止し，その後2年間の観察期間において，再発の有無と治療期間との関連性を検証したものです．

事例は107例と多いのですが，最初から患者をこの研究のために登録して，治療を振り分けて行うような試験ではなく，あくまでカルテを後から読んで，治療の期間と再発率とを比較しただけのものです．

その結果は，治療を行った107例のうち，2年以内の再発は34例に認められています．つまり，2年間の再発率は31.8％です．これはただ，一時的な甲状腺機能亢進症状を呈した18名を除いていますから，治療後に2年間まったく甲状腺機能が正常であったのは55名で，全体の半数にも満たない，ということになります．

再発の8割以上は，治療中止後1年以内に認められています．

さて，これを治療期間との比較でみてみると，抗甲状腺剤の少量維持の期間が，長ければ長いほど再発は起こりにくくなっています．

維持量の期間が半年以内であると，4割近い患者が2年以内に再発していますが，19ヵ月以上維持してから中止した患者では，再発は1割未満しかみられていません．

この文献の著者らは，この結果をもって，維持量の期間が長いほど再発率が低くなり，特に半年以内で自己抗体がまだ陽性であるのに中止すると，再発率がより高くなるので，そうするべきではない，という結論を導いています．

ただ，そういえるかどうかは微妙に感じます．

> **Check** このデータはあくまで治療を完遂し，その後の経過観察も終了した患者のみを対象としています．ドロップアウトの事例は除外しているのです．実際にはより長期の治療となれば，離脱する患者さんもそれだけ増えるはずです．したがって，長期間経過を追うことが可能であった患者さんは，そうしたバイアスがすでにかかっているのです．

前述のように，10年以上真面目に薬を飲み続け，外来に通い続けている患者さんは，実際にはかなり特殊なカテゴリーに属しているのです．それを短期間の治療をした患者さんと，同じように扱い比較するのは，基本的に誤りのように個人的には思います．

　ただ，甲状腺の治療の臨床データは，残念ながら国内外を問わずに，こうしたレベルのものがほとんどで，例数もそれほど多くはなく，単独施設のデータかそれに準じるもので，治療のプロトコールはかなり主治医の裁量に委ねられていて，それを後からカルテベースで解析したようなものが多いのです．

　その意味で前項で紹介した，抗甲状腺剤とT_4製剤との併用療法の論文は，例数はそう多くはありませんが，患者さんを前向きにエントリーして，プラセボを使用して同じ治療を振り分けて行い，4.5年という長期間の観察を行っている，という点で，この分野ではあまり例のない，厳密なデザインの研究なのです．だからこそ，単独施設のデータであるのに，一流誌に掲載されたのです．

　それがほんとうに字義通り厳密に行われたのがどうかは，何ともいえない部分があるのですが，この文献を批判する多くの方が，その試験デザインの厳密性については，無視するような態度をとっているのは，理解に苦しむところがあります．

　それでは次に，チアマゾールとT_4製剤の併用療法を行った場合の，薬剤中止のタイミングをどう考えるべきか，どこにも書いていない事項に移ります．

チアマゾールとT_4製剤の併用療法における治療終了の基準

　前述のようにチアマゾールとT_4製剤の併用療法は，甲状腺機能が不安定になりやすい，バセドウ病の薬物治療においては，安定した治療の継続のために有用なものと考えます．

　ただ，いくつかの欠点もあり，その1つが治療終了の基準が明確ではないことです．

通常の抗甲状腺剤による単独治療では，甲状腺機能が治療中に正常であるかどうかは，主にそのときのTSHの値で判断します．TSHの値が基準値の範囲であれば，機能は正常と判断されるのです．

しかし，併用療法では人工的にT_4を追加して，TSHを持続的に抑制することが1つの目的なので，この値で甲状腺機能を評価することはできません．

したがって，併用療法を施行中には，T_3とT_4，そしてTSHの3種類をセットで測定し，そのバランスで甲状腺の状態を推測する必要があります．といっても，それほど複雑な話ではなく，TSHは1.0を切る程度に抑制されていて，T_4は正常かやや高めになり，T_3は正常範囲であれば問題はないわけです．

このとき，遊離T_3とT_4の代わりに，蛋白と結合したホルモンを含んだ，総T_3とT_4を筆者は好んで測定していますが，これは1つには以前から使用し慣れているということと，経験的に遊離ホルモンの測定は，不安定な数値が出やすいためです．

ただ，これも教科書的な記載ではありません．

一般的には遊離ホルモンの測定がスタンダードです．

総ホルモンを測定する際の注意事項は，必ず甲状腺ホルモン結合蛋白であるTBGを測定し，総合的に判断する必要があります．

さて，併用療法においては維持量として，チアマゾールの2.5 mgもしくは5 mgを，T_4製剤の100 μgもしくは75 μgと併用します．

通常は100 μgで問題はないのですが，TSHが0.1を切るくらいに抑制されたり，T_4の測定値が正常上限を明確に超える状態が持続するようであれば，75 μgに減量します．

併用療法においては，通常の治療よりもチアマゾールは高用量を続けることになるので，維持療法で様子をみる期間は，それほど長くなくても再発は少ないはずなのですが，筆者は慎重を期して半年は様子をみています．

その維持療法の期間には，血液のサイログロブリンの数値は基準値以内が持続し，TSH受容体抗体も陰性が持続していること

が条件です．

　ただ，サイログロブリンは患者が橋本病を併発していて，抗サイログロブリン抗体が陽性であると，判断の基準にはなりません．また，TSH 受容体抗体は薬物治療では陰性化しないこともあるので，弱陽性で変動がなく，他のデータが維持療法期間中安定していれば，治癒とみなして中止する選択も有り得ます．

　中止の場合には，まずチアマゾールを中止して，T_4 製剤のみを残し，その使用は 3 ヵ月継続します．これも以前師事していた先生の手法ですが，その先生は T_4 製剤自体に自己抗体を抑制するような作用があるのでは，という仮説をもっていたことと，TSH を変動させない状態を作ることに，その目的があります．

　そして，3 ヵ月の時点で甲状腺機能に問題がなければ，T_4 製剤の使用も中止とします．

　経過観察は原則 2 年間で，これは前述の論文で再発の 8 割は 1 年以内に起こっていることをもとにしています．実際には，3 ヵ月後，半年後，そしてその 1 年後の経過観察で終了とします．

　以下，筆者流の基準を図示したものが図 4 になります．

　それでは，最後に自験例を示します．

診療所におけるチアマゾールと T_4 製剤の併用療法の再発率

　2000 ～ 2010 年までの 11 年間に，バセドウ病の初回治療として，42 名の患者にチアマゾールと T_4 製剤の併用療法を行いました．

　その方法は，まず軽度から中等症であれば，まずチアマゾールを 15 mg もしくは 20 mg の単独で開始し，重度の事例では初期量は 30 mg とし，1 ヵ月後に T_4 製剤を 75 ～ 100 μg で上乗せします（重度の事例では 1 ヵ月の時点で 20 mg に減量します）．その後は経過をみながら，おおむね 1 年半で維持量のチアマゾール 5 mg までもっていきます．これで半年間は持続し，そこで慎重に様子をみたいケースでは，さらに 2.5 mg に減量して，半年を追加します．そして，3 ヵ月 T_4 製剤単独の期間をおいて，終

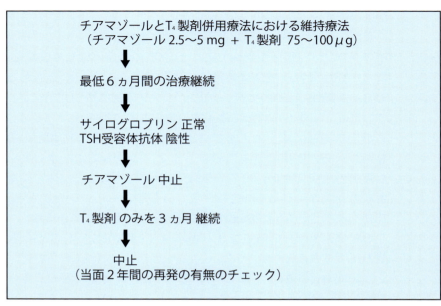

図4 チアマゾールとT₄製剤併用療法における治療中止の基準

了とするのです．

　患者さんは平均年齢 36.7 ± 7.8 歳，男女比は 35 名が女性です．経過観察期間まで達した事例は 30 例で，残りの 12 例はバセドウ眼症や妊娠のため，専門医療機関でのフォローが望ましいと考えて紹介となった 6 例と，転居や受診中断のため，脱落となった 6 例です．

　残りの 30 例はほぼ順調に治療期間を推移し，初回治療開始後，2.5 ± 0.8 年で投薬が終了となっています．そして，経過観察期間中の再発事例は 2 例で，いずれも中止後半年以内に認められました．治療を完遂した事例の再発率は，6.7％ ということになります．

　これはあくまで，カルテベースで事例をまとめただけのデータで，例数も少ないので，参考データとしてご理解下さい．ただ，控え目にいっても，そう悪くはない数値だと思いますし，この併用療法の再評価は，今後きちんとした形で行われる必要があるの

ではないかと思います．

> **まとめ**
> - 現行のガイドライン通りのバセドウ病の薬物治療は，2年間くらいで終了するとされていますが，実際には10年以上継続されているケースが稀ではありません．
> - その理由は中止の基準が明確ではなく，中止後の再発が多いという点にあります．
> - チアマゾールとT_4製剤併用療法における治療終了は，まずチアマゾール2.5〜5 mgの維持量と，T_4製剤75〜100 μg との併用を，最低でも半年間継続し，サイログロブリンが正常で，TSH受容体抗体陰性が確認されれば，チアマゾールを中止．それからT_4製剤のみを3ヵ月継続し，安定した状態であることを確認して中止とします．治療終了後も原則2年間は定期的に再発の有無を検査で確認します．

文献

1) Maugendre D, Gatel A, Campion L：Prospective randomized assessment of long-term treatment. Clin Endocrinol (Oxf) 50：127-32, 1999.
2) Konishi T, Okamoto Y, Ueda M, et al.：Drug discontinuation after treatment with minimum maintenance dose of antithyroid drug in Graves' disease：A retrospective study on effects of treatment duration with minimum maintenance dose on lasting remission. Endocr J 58：95-100, 2011.

索引

英数

ACC/AHA ガイドライン	68
ACCORD 試験	108
ACE 阻害剤	30
American Diabetes Association	112
ARB	30
BMI	113
CPK	70
CYP2C9	98
DPP-4 阻害剤	111
D ダイマー	94
eGFR	99
European Diabetes Working Party	116
GLP-1 アナログ	111
HbA1c（NGSP）	108
JPHC Study	65
LDL コレステロール	59
MMI	137
NOAC	84
PCSK9 阻害剤	61
PT-INR	89
PTU	142
Purple toe 症候群	85
RE-RY 試験	89
ROCKET 研究	97
SGLT2 阻害剤	111
SSRI	4
SU 剤	117
T_4 製剤	144
TSH	133, 136
TSH 受容体抗体	133
VKORC1	98
WSFBP	5
1 型糖尿病	107
2 型糖尿病	71, 109

あ行

アスピリン	83, 94
アトルバスタチン	77
アピキサバン	83
アマリール®	127
アモバン®	8
アルドステロン	30
アルプラゾラム	6
アンジオテンシンⅡ受容体拮抗薬	30
イグザレルト®	83
インクレチン関連薬	111
インスリン	124
インスリン抵抗性	113
インスリン分泌不全	114
エスゾピクロン	8
エゼチミブ	60
エチゾラム	3
エドキサバン	83
エリキュース®	83
エンパグリフロジン	111
オイグルコン®	127
欧州糖尿病作業部会	116

か行

拡張期血圧	34
カタプレス®	46
褐色細胞腫	31
カテコールアミン3分画	33
くも膜下出血	38
グラルギン	126
グリベンクラミド	127
グリメピリド	127
クレアチニン・クリアランス	96
クロナゼパム	20
クロニジン	46
原発性アルドステロン症	30
抗うつ剤	4
抗甲状腺剤	138
甲状腺機能亢進症	133
甲状腺機能低下	135
甲状腺刺激ホルモン	133
甲状腺腫	139
高浸透圧性昏睡	109
コンスタン®	6

さ行

サイアザイド系利尿剤	47
酸棗仁湯	15
ジアゼパム	6
収縮期血圧	34
小血管合併症	108
常用量依存	13
新規抗凝固剤	84
神経症	108
心血管疾患	108
腎血管性高血圧	30
腎症	108
深部静脈血栓症	92
心房細動	92, 96
睡眠時無呼吸症候群	31
スタチン	59
スボレキサント	9
世界生物学的精神医学会	5
ゼチーア®	60
セディール®	6
セルシン®	6
漸減法	17
潜在性甲状腺機能亢進症	138
総コレステロール	59
ゾピクロン	8
ソラナックス®	6
ゾルピデム	8

た行

第Xa因子阻害剤	83
ダビガトラン	83
多目的コホート研究	65
タンドスピロン	6
チアマゾール	137
チウラジール®	142
置換法	18
直接トロンビン阻害剤	83
チラーヂン®S	144
デパス®	3
糖尿病性ケトアシドーシス	107
糖尿病治療ガイド2016-2017	112

な行

- 日本甲状腺学会……………………136
- 脳塞栓症………………………… 92
- 脳内出血………………………… 38
- ノルメタネフリン………………… 33

は行

- 肺血栓塞栓症…………………… 92
- 橋本病……………………………155
- バセドウ病………………………133
- パニック障害……………………… 4
- ピオグリタゾン……………………111
- ビクトーザ®………………………111
- 非ベンゾジアゼピン系…………… 6
- 腹部大動脈瘤…………………… 38
- プラザキサ®……………………… 83
- フラミンガム研究………………… 65
- フルトプラゼパム………………… 6
- プロテインC……………………… 87
- プロテインS……………………… 87
- プロピルチオウラシル……………142
- ブロマゼパム……………………… 6
- 米国糖尿病学会…………………112
- ベルソムラ®……………………… 9
- ベンゾジアゼピン………………… 3
- ベンゾジアゼピン離脱症候群… 13
- 放射性ヨード治療………………134

ま行

- マイスリー®……………………… 8
- 慢性腎臓病……………………… 36

- メイラックス®……………………… 6
- メタネフリン……………………… 33
- メトホルミン……………………110
- メラトニン………………………… 8
- メラトニン誘導体………………… 4
- メルカゾール®……………………137
- 網膜症……………………………108

や行

- 遊離 T_4 ………………………136

ら行

- ラメルテオン……………………… 8
- リクシアナ®……………………… 83
- 離脱症状………………………… 23
- リバーロキサバン………………… 83
- リボトリール®…………………… 20
- リラグルチド……………………111
- ルネスタ®………………………… 8
- レキソタン®……………………… 6
- レスタス®………………………… 6
- レニン活性……………………… 30
- ロスバスタチン………………… 77
- ロゼレム®………………………… 8
- ロフラゼプ酸エチル……………… 6
- ロラゼパム……………………… 6

わ行

- ワイパックス®…………………… 6
- ワルファリン…………………… 83

●著者プロフィール

石原 藤樹（いしはら ふじき）

1963年東京都渋谷区生まれ．信州大学医学部医学科，大学院卒業．医学博士．研究領域はインスリン分泌，カルシウム代謝．臨床は糖尿病，内分泌，循環器を主に研修．信州大学医学部老年内科（内分泌内科）助手を経て，心療内科，小児科を研修の後，1998年より六号通り診療所所長として，地域医療全般に従事．2015年8月六号通り診療所を退職し，北品川藤クリニックを開設，院長に就任．著書に「健康で100歳を迎えるには医療常識を信じるな！（KADOKAWA）」がある．

診療の傍ら，「石原藤樹のブログ」（元六号通り診療所所長のブログ）をほぼ毎日更新（http://rokushin.blog.so-net.ne.jp）．現在，毎日15,000アクセスを超える人気ブログに成長し，医療相談にも幅広く対応している．

誰も教えてくれなかった くすりの始め方・やめ方
―ガイドラインと文献と臨床知に学ぶ―

2016年10月21日発行　　　　　　　　第1版第1刷 ©

著　者	石原 藤樹
発行者	渡辺 嘉之
発行所	株式会社　総合医学社

〒101-0061　東京都千代田区三崎町1-1-4
電話 03-3219-2920　FAX 03-3219-0410
URL：http://www.sogo-igaku.co.jp

Printed in Japan　　　　　　　　　　　シナノ印刷株式会社
ISBN978-4-88378-646-6

・本書に掲載する著作物の複製権，翻訳権，上映権，譲渡権，公衆送信権（送信可能化権を含む）は株式会社総合医学社が保有します．
　JCOPY ＜（社）出版者著作権管理機構 委託出版物＞
・本書を無断で複製する行為（コピー，スキャン，デジタルデータ化など）は，「私的使用のための複製」など著作権法上の限られた例外を除き禁じられています．大学，病院，企業などにおいて，業務上使用する目的（診療，研究活動を含む）で上記の行為を行うことは，その使用範囲が内部的であっても，私的利用には該当せず，違法です．また私的使用に該当する場合であっても，代行業者等の第三者に依頼して上記の行為を行うことは違法となります．複写される場合は，そのつど事前に，JCOPY（社）出版者著作権管理機構（電話 03-3513-6969，FAX 03-3513-6979，e-mail：info@jcopy.or.jp）の許諾を得てください．